職場のメンタルヘルス不調

困難事例への対応力がぐんぐん上がるSOAP記録術

川上憲人・難波克行・小林由佳 編
東京大学職場のメンタルヘルス研究会（TOMH研究会）著

誠信書房

はじめに

職場のメンタルヘルスの問題について休業者の職場復帰支援や従業員との相談業務を行っていると，対応が難しい場面に時々出くわします。たとえば，今までに経験したことがない状況に出くわしたときや，職場の問題，本人の健康上の問題，治療の問題，家庭の問題などが複雑に重なっているとき，どう対応すればよいか頭を悩ませることになります。

このような事例に対応するときには，事例の背景にどんな問題があって，それぞれがどんな関係にあるか，また，どんな方針をたてて対応するかについて，わかりやすく端的な記録を行うことがとても重要です。

この事例集は，東京大学 職場のメンタルヘルス研究会で定期的に開催されているケース検討会の事例を参考に，職場のメンタルヘルス担当者が対応に苦慮する場面についてまとめたものです。事例集の作成にあたっては，複数の事例を組み合わせて，時間・場所・年齢・性別・職種・業種・職場での出来事など，事例の特定につながる情報を大幅に変更してあります。皆様の自己学習用として，あるいは，グループ学習用の教材として活用いただければと思います。

本書の使い方・事例検討の進め方

本書には11の事例が含まれています。それぞれの事例は「事例」と「解説」「面談記録の作成例」に分かれています。まずは「事例」の部分を読み，３つの設問を手掛かりに，この事例の背景にはどんな問題があるか，どのように対応すればよいかを考えてください。特に，設問の問１に示されるように，①健康上の問題，②職場の問題，③プライベートの問題の３つの視点から，問題点を整理してみましょう。提示された事例の中では十分に描写されていないディテールについては想像で情報を補ってもかまいませんが，設問の問１に対しては，ケースに含まれる情報のみを材料に記載するとよいでしょう。たとえば，プライベートに関する問題があまり描写されていない場合には「プライベートに関する問題については不明」とするようにしましょう。

グループ学習を行っているときには，参加者同士のディスカッションを行いましょう。参加者の経験した類似の事例についても情報交換ができると，今後の対応の幅が広がります。産業医・臨床医・看護職・心理職・衛生管理者・人事担当者など，異なる職種の方がそれぞれの立場から意見交換するのも有意義です。ディスカッションの場面ではそれぞれの多様な意見を大切にし，発言者が偏らないようにお互いに注意して進行しましょう。

本書は，職場のメンタルヘルス不調への対応に役立つ POMR 形式の記録法を紹介し，実践に活かしていただくことを目的としています。POMR とは，問題志向型医療記録（Problem Oriented Medical Record）の略で，事例の中で生じている問題点をリストアップして問題点リストを作成し，それぞれの問題点ごとに課題や対応方針などをまとめます。POMR 形式で記録を作成することには，同じ様式で情報が記録されることでチーム内での共有がしやすくなる，判断とその根拠が論理的に記録されることで専門家としての対応の正当性が高まる，問題点が整理されることでケースに適切に対応できるようになるというメリットがあります。POMR の代表的な記録様式として，臨床の場面では SOAP という形式が広く用いられています。この SOAP 形式による記録の作成は，産業保健領域にも応用できます。本書では，産業保健領域における SOAP 形式の面談記録の作成方法を解説しています。

事例や設問に対して十分に検討し，POMR の記録を整理できたら「解説」の部分を読み，さらに議論を深めましょう。ここにある「解説」は「唯一の正解」ではありません。類似のケース対応に必要な情報をなるべく盛り込みましたが，すべての事例に当てはまるというわけではありません。解説の内容を踏まえて，自分ならこう対応するとか，自分の事業所ではこう対応する，というように，より具体的な対応方法について，さらに議論していただければと思います。

それぞれの事例には「面談記録の作成例」が掲載されています。面談記録の一例として，書き方の参考にしてください。

ケース対応についてさらに学びたい方には「職場のメンタルヘルス専門家養成プログラム（TOMH）」基礎コースの受講をおすすめします。本研修プログラムでは，ケース対応からストレス対策，ポジティブメンタルヘルスに至る，職場のメンタルヘルスの幅広い技術領域を実践的に学ぶことができます。興味のある方はホームページ（https://www.tomh.jp）をご覧ください。

2021年５月

著者を代表して　難波克行

目　次

目次

目次

第１部

ケース対応に役立つ面談記録の作成方法

第1章　適切な事例対応を行うために

産業保健領域で事例対応を適切に行うためには，事例の問題点について健康面・就労面・生活面の3つの視点からの情報の整理が必要です。また，本人だけでなく，職場の上司，人事担当者，主治医，家族，産業保健スタッフとも連携します。情報の整理や連携を確実に進めるためには，クライエントの抱える問題を中心に対応を進め，共通の書式で面談記録を作成する「POMR（問題志向型医療記録）」という手法が役立ちます。

1．産業保健領域での事例対応の特徴

産業保健領域の事例対応の特徴は，「健康面，就労面，生活面」の3つの視点から問題点のアセスメントを行うことです。アセスメントとは事例についての情報を収集，分析，総合して対応方針を決定するプロセスのことです。産業保健領域の事例では，健康上の問題点，職場での問題点，仕事以外のプライベートの生活についての問題点が関わり合っていることが多く，それぞれの視点からの情報を統合して事例の全体像を把握します。

また，産業保健領域の事例対応のもうひとつの特徴は，上司，人事担当者，主治医，家族などからも情報収集を行い，連携して対応することです。職場で起きている問題点を正確に把握し，適切な方針をたて，確実に対応するためには，さまざまな関係者からの情報収集と連携が必要です。特に，相談者の上司は，職場での対応のキーパーソンです。

2. 適切な事例対応を行うための記録手法「POMR」

情報収集，アセスメント，対応計画づくりなど，事例対応に必要な手順を確実に実施するには，クライエントの問題を中心に情報を整理して対応を進める「POMR」という手法が役立ちます。POMR とは，Problem Oriented Medical Records（問題志向型医療記録）の略語で，もとは臨床現場において，より質の高い医療を行うために考案されたカルテの書き方のことです。

POMR を用いて面談記録を作成すると，さまざまなメリットがあります。従来のカルテには出来事が時系列に記載されているだけでしたが，POMR の手法を用いて作成されたカルテには，事例の問題点，クライエントの訴え，検査所見，アセスメント，対応計画などの情報が，共通の様式で整理して記載されます。そのため，対応すべき問題点が明確になります。また，情報収集・アセスメント・対応計画づくりなど，事例対応のプロセスを確実に進められるようになります。さらに，多職種が連携するための情報共有や相互理解が容易になります。

本書の事例で紹介しているような「対応が難しい事例」では，POMR で得られるメリットが特に大きく感じられるでしょう。対応が難しい事例では，本人の健康上の問題・就労上の問題・プライベートの問題が複雑に絡み合っており，本人の想定外の言動に周囲が振り回されてしまうこともあるため，本質的な問題を見極めにくくなります。そのような状況では，関係者の意思統一や対応方針の共有も難しくなりがちです。POMR を用いると，ケースの問題点や対応方針などを適切に把握し，また，情報共有しながら対応を進められます。第三者が読んでもわかるように情報が整理されているため，万が一，訴訟などが起きたときも，対応が適切だったことを主張する証拠となります。

POMR には特定の記録用紙やツールなどは必要ないため，どの現場でも活用できます。POMR は事例の問題点を整理する方法や，記録の書き方についてのルールをまとめたものです。紙の面談記録用紙を使っている現場でも，電子カルテシステムを使っている現場でも，それぞれの現場にあわせて利用できます。

➔まとめ：適切な事例対応のポイント

1 産業保健の事例対応においては「健康面，就労面，生活面」のそれぞれの問題の検討が必要。

2 産業保健の事例対応においては，本人だけでなく，上司，人事担当者，主治医，家族などからの情報収集や連携が必要。

3 情報収集，問題点の抽出，アセスメント，対応計画づくりなどの手順を確実に進めていくためには「POMR」という記録手法が役立つ。

4 POMR とは，クライエントの問題を中心に対応を進めていくために考案された記録の作成方法のこと。

5 POMR は，特定の記録用紙やツールを必要とせず，それぞれの現場にあわせて活用できる。

第2章 POMRを用いて面談記録を作成するメリット

POMRを用いて作成した面談記録は，従来の面談記録と比較してさまざまなメリットがあります。まず，対応者の判断やその根拠が明確に記録されることです。また，健康面の問題だけでなく，就労に関する問題をきちんと検討できるようになり，事業者が安全配慮義務を確実に果たすことにつながります。さらに，誰が読んでもわかりやすい記録となるため，産業保健スタッフ間の情報共有がスムーズに行えるようになります。

1．これまでの面談記録の問題点

産業保健領域の面談記録は，事実を時系列で記録しただけのもの，面談中の会話の断片を記載したようなもの，医学的な内容のみ記載されているものなど，書き方が統一されていませんでした。また，就業上の措置に関する記載がないものも散見されます。このような記録では，第三者が内容を理解しにくく，裁判になったときに，会社の対応の正当性を主張することが難しくなります。

（1）うつ病で休業中の社員との面談記録の例

たとえば，表1の面談記録を見てみましょう。これは，うつ病で休業している社員の復職の可否についての面談の場面です。しかし，面談を行った産業医が，復職の可否についてどのような判断を行ったかが明記されていません。つまり，この面談記録からは，産業医が「復職可能」と判断していたのか，「復職不可」と判断していたのかが読み取れないのです。

この面談記録には，本人と話をした内容が断片的に羅列されています

表1　うつ病で休業中の社員との面談記録の悪い例

○月○日 だいぶ良くなった。不眠なし。食欲良好。職場のことが気になっている。 妻から言われたことで落ち込んでいる。買い物の件。疲れてしまった。 A さんが異動すると聞いた。しかたない。焦り。大丈夫。 朝はきちんと起きられる。図書館。歴史小説など。集中できる。 眠剤が減った。2錠から1錠へ。 復職できるかどうか。忙しい。仕事を引き受け過ぎ。上司は何もしてくれなかった。 来月の復職を考えている。主治医も OK と言っている。 焦りも見られる。無理をしないよう。リワークも。 今後も面談継続。

が，産業医がこうした内容をどのように判断したかは記載されていません。たとえば，「焦りも見られる。無理をしないよう。リワークも」と書かれている部分がありますが，これが「復職に向けて焦りが見られるので，無理をしないように取り組む必要がある。リワークへの参加が必要だと産業医が考えている」という意味なのか，「本人が主治医からリワークのことを聞いた」という意味なのか，それとも「産業医から本人にリワークについて情報提供した」のか，実際のところは，面談を行った産業医にたずねてみないとわからないのです。

このような「面談を行った産業医がどのような判断を行っていたのかわからない」ということは，訴訟の際に非常に不利になります。休職や復職をめぐる訴訟では，よく「主治医が復職可能と判断していたのに，会社が復職を認めなかったという対応が正当であったかどうか」が争点となります。産業医面談の記録には，復職に関する産業医の判断と，なぜ産業医がそう判断したのかという根拠が記載されている必要があります。

また，この記録には，復職までのステップをどう進めるか，職場の調整の要否をどう判断するのか，という対応方針が書かれていません。産業医の頭の中には，復職までの明確なプランがあったのかもしれませんが，面談記録に記載しておかない限り，それを証明する方法はありません。

（2）高血圧の社員との面談記録の例

次に，健康診断で高血圧を指摘された社員と産業医が面談したときの面談記録を見てみましょう。表2の面談記録には，血圧の数値や治療状況など健康面について記載されています。高血圧で治療中だが，血圧が高めなので，治療について主治医と相談するように指示し，1カ月後に経過観察をするという対応方針が書かれています。しかし，この記録には，就労に関する問題について記載されていません。

就労に関する問題とは，この血圧の状態で業務を安全に続けられるか，また，血圧の治療に支障がないか，という問題のことです。たとえば，この社員が転落事故の可能性のある高所で作業をしている場合はどうでしょうか。また，長距離運転業務は可能でしょうか。深夜勤務，交代勤務などをしてよいでしょうか。産業保健における事例対応では，健康上の問題だけでなく，業務上の問題についても検討し，記録しておく必要があります。

また，そうした記録が，企業が適切に安全配慮義務を果たしていた証拠となります。たとえば，過労死についての裁判では「会社は当時の病状を適切に把握していたかどうか」「健康障害の悪化を防ぐための措置を行っていたかどうか」が問われます。つまり，産業医が高血圧の治療状況を把握しているだけでは，安全配慮義務を果たしていたことにはなりません。高血圧と関連する業務上のリスクについても検討し，必要な対応について産業医が事業者に情報提供を行っていたかどうか，また，その情報提供をうけて事業者が必要な措置を行っていたかどうかが争点となります。

人の記憶はあいまいなので，数年前の面談時の状況を正確に思い出すことは難しく，書面での記録が残っていないと「言った」「言わない」「聞い

表2　高血圧の社員との面談記録の悪い例

○月○日 健診で血圧 150/88，145/85。治療中。家庭血圧は150程度。 薬を調整するよう主治医と相談を。→ 1カ月後に経過観察。

ていない」「そういう意図ではなかった」などという論争になりがちです。裁判で対応の正当性を主張するためには，面談当時の様子や，面談で得られた情報，産業医の判断の内容，就労上の措置の要否など，適切な対応を行っていたことがわかるように記録を残しておく必要があるのです。

2．POMR を用いて作成された面談記録の例

POMR を用いて面談記録を作成すると，専門家として判断した内容が確実に記録されるため，産業保健スタッフの対応が適切に行われたことを証明できます。また，健康面の問題だけでなく，就労面の問題やプライベートの問題など，対応に必要な情報や問題点を系統だてて整理できます。さらに，誰が読んでも内容を理解できるので，産業保健スタッフ間の情報共有や現場との連携もスムーズに行えるようになります。

（1）うつ病で休業中の社員との面談記録の例

POMR を用いた面談記録の最大のメリットは，面談を行った産業保健スタッフの判断やその根拠が明記されることです。表 3 の記録では，先ほどと同じ，うつ病で休業している社員との面談の様子が記録されています。面談時に得られた情報が「ケースの問題点（Problem List）」「主観的情報（Subjective）」「客観的情報（Objective）」「見立て（Assessment）」「対応計画（Plan）」に整理して記載されています。

POMR 形式で面談記録を作成すると，何が問題となっているのか，面談で本人とどのような話をしたのか，面談時の本人の様子がどうだったか，面談の結果，産業医がどのように判断したか，今後の対応をどのように進めるのか，とてもわかりやすくまとまっています。見立て（Assessment）欄を見ると，産業医が「活動レベルが低く，生活リズムが十分回復していないため，現時点では復職は不可」と判断していることや，復職に向けて職場との調整を始めようとしていることなども，明記されています。

表3　うつ病で休業中の社員との面談記録の良い例

■経過
・20XX年の2月頃から体調を崩し，4月に病院を受診，同月より「うつ状態」で休業中。

■ケースの問題点（Problem List）
＃1．うつ状態で休業中。
＃2．職場が多忙。
＃3．復職への焦り。

■来談の経緯
休業中の定期的な面談（休業3カ月目）。

■主観的情報（Subjective）
【体調】
だいぶ良くなった。よく寝られるようになった。睡眠薬も1錠減った。気分の落ち込みも今はない。

【1日の過ごし方】
朝8時頃に起きる。二度寝はなし。朝食を食べて，午前中は家の中で過ごす。近くを散歩することもある。昼食後，図書館に出かけたり，なるべく外に出るようにしている。夕食は20：00頃。寝るのは24：00。

【人混みが多いところは疲れる】
ただ，人混みが多いところに出ると疲れる。先日，妻と買い物に行ったとき，人が多いためか疲れてしまい，家に帰ると寝込んだ。妻から「こんな状況でまだ仕事は無理ね」と言われ，自分でも心配になり，2～3日，気分が落ち込んだ。

【復職の準備】
主治医のすすめで図書館に行った。まだ3回ほど。午後から出かけることが多い。1～2時間は集中できる。日本史が好きなので，そういった本を読んでいる。

【復職への不安】
同僚から，来月にAさんが異動すると聞いた。職場は人が少なく，Aさんがいなくなるとますます大変になるのでは。早く復職しなければと思うが，忙しい現場に戻って大丈夫かと不安にもなる。

【再発防止について】
忙しい職場だったが，組合員には残業をさせられない，自分がやらなければいけないと思って無理をし過ぎた。上司も仕事量のことは把握していたと思うが，お互いに忙しく，顔を合わせることが少なかった。仕事について連絡はしていたが，しんどいとか，体調のことは言えなかった。話せていたら楽だったかもしれない。今後は体調を崩さないように，無理をしないようにしたい。

■客観的情報（Objective）
前回の面談時よりも元気そう。服装もさっぱりしている。表情も明るい。ときどき不安そうな表情になる。

■見立て（Assessment）
【健康面】
- うつ状態にて休業中。治療により症状は改善している。
- 復職の準備に向けて外出の練習をしているが，人混みに出ると疲れる，午後からの外出しかできていないなど，体力的・活動度的にはまだ回復途中の印象。復職はまだ不可。
- 生活記録表をつけてもらい復職のタイミングを検討する。出社を模した生活が２～３週間継続できたら復職可能。

【就労面】
- 休業を当面継続する。
- 異動による人員減があったことを心配している。復職の際には，当面の業務の軽減について，職場の状況なども確認しておく必要あり。不安が強いようなら，復職前に上司から職場の状況や復職後の業務調整について説明してもらうようにする。
- 復職後にまた無理をして残業が増えないよう注意してフォローする必要あり。

【生活面】
- 奥さんと２人暮らし。治療には協力的。

■対応計画（Plan）
＃１．うつ状態で休業中
- 休業・治療継続。
- 生活記録表の記入を指示。

＃２．職場が多忙
- 復職時の業務調整の際に職場の状況を上司に確認する。

＃３．復職への焦り
- 生活記録表の記入にあたってあまり無理をしないよう，主治医と相談しながら進めるよう指示。

■次回予定
１カ月後に面談。

■人事担当者への報告
休業３カ月目の面談でした。体調は回復傾向です。主治医の指示で図書館通いなど，復職の準備を行っていますが，まだ回復途中という印象です。あと１～２カ月ほどで復職可能な状態になるかもしれません。生活記録票の記入を指示しました。来月の面談で記載内容を確認します。復職後は６カ月ほどの業務調整が必要です。次回の面談までに，復職について人事・上司・産業医とで相談できる機会を設けてください。

（2）高血圧の社員との面談記録の例

POMR を用いて面談記録を作成すると，産業保健領域での事例対応に必要な，健康面・就労面・生活面のそれぞれの情報収集と判断を確実に行えます。表 4 の記録は，健康診断で高血圧を指摘された従業員との面談の様子です。見立て欄には「健康面」「就労面」「生活面」の見出しが設けられているため，それぞれを記載するためには，治療状況や服薬状況だけでなく，仕事の内容，勤務時間，今後の業務予定，主な生活習慣などについても情報を聞き取る必要があります。その結果，高血圧の治療に関することだけでなく，就業制限の要否，生活面の注意点などについても検討できるようになります。

また，POMR を用いて作成された面談記録には，ケースの問題点や現在の状況，対応者による評価，今後の対応計画などが共通の様式で整理されているため，第三者が読んでも内容を理解しやすいという特徴があります。そのため，産業医や産業看護職など，産業保健スタッフ間で効率よく情報を共有できます。たとえば，この面談記録を読んだ産業看護職は，この社員の状況や，健康面や就労面での問題点や，それぞれの対応方針を，すぐに理解できることでしょう。

表 4　高血圧の社員との面談記録の良い例

■経過
- 2 年前から高血圧の治療開始。
- 今年に入ってから血圧が上昇傾向。

■ケースの問題点（Problem List）
＃1．高血圧で治療中だが血圧が十分下がっていない。
＃2．脂肪肝。

■来談の経緯
健康診断後の面談。

■主観的情報（Subjective）
【高血圧】

血圧の治療中。薬を飲んでいる。家庭血圧は140/80くらいだったが，今年に入ってから150を越えることが増えた。先日の健康診断でも高い値だった。
主治医からは薬を変えようと言われているが，自分はしばらく様子をみたいと伝えた。
薬は以前のまま変わらず。○○○を１錠。

【仕事】
事務職。８：30～18：00か19：00ごろまで。国内出張が時々ある（月１～２度）。残業時間は月０～30時間程度。３カ月後からプロジェクトの繁忙期となり残業も増える見込み（０～50時間が半年ほど続く。ピークは70時間くらいになりそう）。

【生活習慣】
通勤時間：45分。徒歩15分＋電車30分。
勤務時間：8：30～９：00頃。残業は月０～30時間程度。
夕食：20：00～21：00頃，外食が多い。塩分には注意している。
飲酒：ほぼ毎日，ビール１～２本。
タバコ：吸わない。
睡眠：24：00頃就寝～７：00起床。よく寝られる。

■客観的情報（Objective）
先月の健康診断では 150／88，145／85
本日の血圧　155／85，150／90

■見立て（Assessment）
【健康面】
高血圧治療中。今年に入ってからコントロール悪化。合併症の予防のためには主治医に相談して薬の調整が必要。

【就労面】
現時点で特に就業制限は不要。今後，本人の残業時間が増える可能性があるため，血圧が十分に下がらなければ残業制限を検討する必要あり。

【生活面】
単身赴任中。塩分には気をつけているというが，外食中心の食生活。

■対応計画（Plan）
＃１．高血圧で治療中だが血圧が十分下がっていない
- 薬の調整について主治医に相談するようすすめる。
- 次回，１カ月後に面談して治療経過をフォロー。
- 血圧があまり下がっていなければ残業制限なども検討。

＃２．脂肪肝
- 対応不要。経過観察。

■次回予定
1カ月後に面談。血圧の自己測定結果を持参してもらう。

■人事担当者への報告
なし。

（3）困難事例でこそPOMRのメリットが生きる

POMRは，いわゆる対応困難事例においてこそ，その真価を発揮します。困難事例の対応においては，複数の視点から情報収集を行うこと，問題点を多角的にアセスメントすること，関係者と対応方針を共有すること，連携して一貫した対応をとることが重要です。POMRを用いて面談記録を作成すると，情報の整理，問題点のアセスメント，対応方針の共有などに役立つだけでなく，万が一，訴訟となった場合にも有用な資料となります。

本書で紹介するような，いわゆる対応困難事例においては，本人の問題行動に周囲の関係者や産業保健スタッフが振り回されることがよくあります。また，そうした問題に場当たり的な対応を続けているうちに，トラブルが大きくなったり，問題が長期化したりすることも珍しくありません。困難事例に対応する際には，職場で何が問題となっているのか，その問題を維持している要因は何かをしっかり把握し，本人の問題行動の背景に何が関連しているのかをアセスメントすることが必要です。POMRを用いて面談記録を作成することで，何が問題となっているのか，どう対応を進めればよいかを整理しやすくなります。また困難事例では，関係者の対応の足並みがそろわず，わずかな対応の食い違いから問題がさらに大きくなることも少なくありません。POMRを用いて，問題点と対応方針をわかりやすく整理しておくことで，関係者との情報共有に役立ち，一貫した対応をとることにつながります。

また，POMR形式で記録をとることで，対応者の思考や判断の様子が可視化されるため，自らの対応を振り返ったり，他の担当者と対応方針について相談したり，他の専門家にアドバイスをもらったりする際にも役立ちます。POMR 形式で情報が整理されていると，どんなことを問題点として挙げているか，問題点についてどんな情報を入手したか（あるいは，入手していないか），どんな見立てをしたか（あるいは，見立てをしていないか）というような，事例対応に必要な情報を共有しやすく，時間を有効に使いながら有意義な意見交換ができます。

さらに，困難事例においては，病状が再燃したり，病状の回復が長引いたりして，時には本人にとって不本意な結末を迎えることもあります。他罰的な傾向が強い事例や，権利主張的な傾向が強い事例では，会社の対応を不満に思い，時として訴訟に発展する場合もあります。万が一，訴訟となった際にも，POMR を用いて適切に作成された面談記録，つまり，健康面・就労面・生活面のそれぞれにおける問題点や，専門家の判断，その根拠となる情報，職場での対応方針などがわかりやすく記載された面談記録があれば，会社の対応の正当性を主張するための重要な資料となります。

➔まとめ：POMR を用いた面談記録のメリット

1　対応者の判断の内容とその根拠が明記される。

2　健康面の問題だけでなく，就労面の問題も記載される。

3　情報収集やアセスメントの不足に気づきやすい。

4　共通のルールに従って情報が整理されており，内容を理解しやすい。

5　担当者や会社の対応の正当性を主張できる資料になる。

6 産業保健スタッフ間で情報を共有しやすい。

7 専門家に対応方針を相談するときに役立つ。

8 困難事例に対応するときに役立つ。

第3章 POMRを用いた面談記録の作成手順

本書ではPOMRを用いた面談記録の作成について，「経過記録」の作成技術に重点を置き，「基礎情報」「ケースの問題点」「SOAP形式による面談記録」「サマリー」の記録法を解説します。初回の面談時には，主訴や既往歴など基本的な情報を入手し基礎情報に整理します。面談を行うたびに問題点リストとSOAP形式による面談記録を作成します。また，状況に変化があったときなどには，適宜，サマリーを作成して対応の経過や解決していない問題点などをまとめます。

1．面談対応の進め方と記録作成の流れ

POMRによる記録は，本来「基礎データ」「Problem List」「Action List」と，SOAP形式で記載される「経過記録（Progress Note）」の4つのパートで構成されています（川上・小林，2015）。本書では，この4パートのうち「経過記録」の書き方に重点を置いて解説します。経過記録に用いられるSOAP形式の記録は，診療録の標準的な記載方法として広く用いられています。読者のみなさんにも馴染み深いものでしょう。このSOAP形式の記録を，産業保健領域の面談記録にも活用していきます。

本書で紹介する記録法では，面談のたびに図1のような手順で記録やサマリーを作成します。初回面談の際には，事前に得られた情報や初回面談で得られた情報を基に基礎情報を整理します。初回面談を含め，各面談で得られた情報はケースの問題点（Problem List）とSOAP形式の面談記録に整理します。SOAP形式とは，面談で得られた情報を「主観的情報（Subjective）」「客観的情報（Objective）」「見立て（Assessment）」「対応

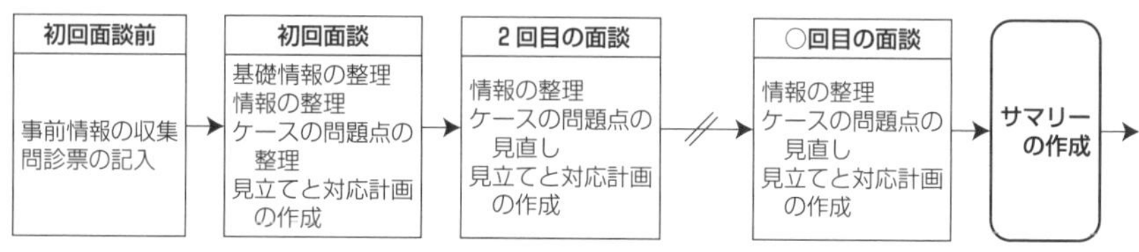

図1　面談の実施と面談記録・サマリーの作成

計画（Plan）」に区別して記載する方法のことで，後に詳しく解説します。

また，一定期間ごとに，あるいは状況に変化があったときに，対応経過を整理したサマリー（Summary）を作成します。サマリーにはこれまでの対応の経過，現時点の問題点と対応内容，未解決の問題に対する対応方針などを記載します。サマリーは，復職するときや，対応を終結するとき，別の事業所に異動するとき，別の担当者に引き継ぐとき，あるいは半年から1年ごとに定期的に作成します。サマリーの書き方についても，後に詳しく解説します。

2．POMRによる面談記録を構成する要素

前述のとおり，本書ではPOMRによる面談記録の作成について，主に経過記録の作成に重点を置き，「基礎情報」「ケースの問題点」「SOAP形式による面談記録」「サマリー」の記載方法を解説しています。

（1）基礎情報

基礎情報とは，相談者の氏名，年齢，社員番号，職種，主訴，病歴，休業歴，家族歴などの基本的な情報をまとめたものです。情報の抜け漏れを防ぐためには，統一された書式を用いるとよいでしょう。

（2）ケースの問題点

ケースの問題点とは，事例で問題になっていることや解決するべき事項などを列挙したものです。重要な順に番号を振り，健康面の問題だけでなく，就労に関する問題，プライベートの問題，心理的な問題なども箇条書

きにします。

（3）SOAP 形式による面談記録

SOAP 形式による面談記録とは，面談で得られた情報を「主観的情報（Subjective）」「客観的情報（Objective）」「見立て（Assessment）」「対応計画（Plan）」の 4 つに分けて記載する方法です。それぞれの頭文字をとって SOAP 形式と呼ばれています。

主観的情報とは，相談者本人から得られた主観的な情報のことです。相談者が話したことを中心に，本人の立場から問題点をどう認識し，どう感じているのか，どう訴えているのかを正確に記録します。逐語録のように会話をすべて書き起こす必要はなく，事例対応に必要な部分のみを記載します。

客観的情報とは，外部から観察して得られる客観的な情報のことです。相談者の表情・話し方の特徴・態度・服装などの情報や，病院での検査結果，行動記録，診断結果などについて，観察者の主観を交えずに，客観的な表現で事実のみを記載します。

見立てとは，ケースの問題点や，その背景となる要因，必要な対策などについて検討した内容のことです。健康面，就労面，生活面（仕事以外のプライベートの側面）の 3 つの視点から判断していきます。安全配慮義務の観点から，就業上の配慮事項の有無や就業の可否についての記載も必要です。

対応計画とは，問題解決のための行動計画のことです。次回の面談までの対応，医療機関や外部機関との連絡調整，関係者に確認すること，環境調整しておくことを具体的に記載します。対応計画が明確に記載されていると，産業保健スタッフ間の情報共有に役立ちます。

（4）サマリー

サマリーとは，これまでの面談記録や対応記録の情報を整理し，要約したものです。一定期間ごとに，あるいは状況に変化があったときに，これまでの対応記録をサマリーにまとめておきます。サマリーを用いると，他の専門家に相談するときや，他の担当者に対応を引き継ぐときに役立ちます。

3．SOAP形式による面談記録の書き方

SOAP形式による面談記録の書き方には大きく3つの様式があります（図2）。「様式1」は，ケースの問題点のそれぞれの項目についてSOAPを記載するものです。「様式2」は，SOをまとめて記載し，APのみを問題点ごとに記載するものです。「様式3」は，SOAをまとめて記載し，Pのみ問題点ごと記載するものです。医療現場では，問題点（疾患）ごとに治療経過を記載できる「様式1」や「様式2」が多く用いられています。産業保健の現場では問題点がお互いに関連し合っているため「様式3」が適しています。

POMRを用いた面談記録は，特定のツールや書式を必要とせず，紙カルテでも電子カルテでも作成できます。最も簡便な記載方法は，これまで

様式1：SOAPを問題点ごとに記載

ケースの問題点
＃1．問題点A
＃2．問題点B
＃3．問題点C

＃1．問題点A
S）・・・
O）・・・
A）・・・
P）・・・

＃2．問題点B
S）・・・
O）・・・
A）・・・
P）・・・

＃3．問題点C
S）・・・
O）・・・
A）・・・
P）・・・

様式2：APを問題点ごとに記載

ケースの問題点
＃1．問題点A
＃2．問題点B
＃3．問題点C

S）・・・
O）・・・

＃1．問題点A
A）・・・
P）・・・

＃2．問題点B
A）・・・
P）・・・

＃3．問題点C
A）・・・
P）・・・

様式3：Pを問題点ごとに記載

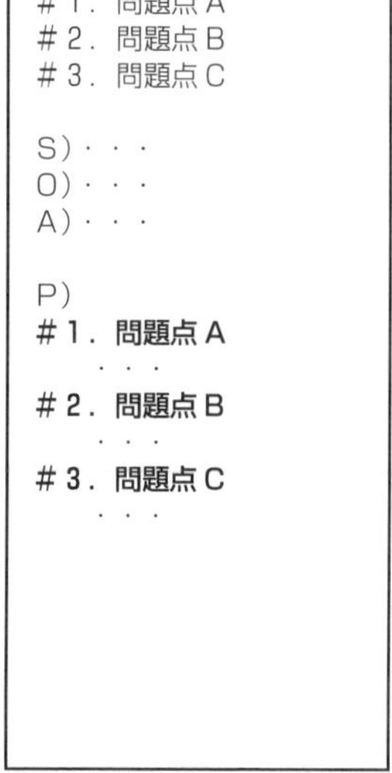

図2　POMRの面談記録の主な3つの様式

使っている記録用紙に「これまでの経過，ケースの問題点，S)，O)，A)，P)」などという見出しをつけて，情報を整理することです。見出しの表記は「S，(S)，■Subjective，■主観的情報」など，どんなものでもかまいません。紙面の節約のため，経過やケースの問題点の記載を省略することもありますが，その場合には「○年○月○日の面談記録参照」と書いておくようにします。

➔まとめ：POMR の面談記録の作成手順

1 POMR を用いた面談記録は，基礎情報，ケースの問題点，SOAP 形式による面談記録，サマリーから構成される。

2 面談の内容は都度 SOAP 形式に整理し，ケースの問題点を見直しながら対応を行う。

3 一定期間ごとにサマリーを作成し，これまでの対応記録などを要約しておく。

4 基礎情報には，相談者の氏名，年齢，社員番号，職種などの基本的な情報を整理する。

5 ケースの問題点には，事例で問題になっていることや，解決するべきことを整理する。

6 面談記録には，主観的情報（Subjective），客観的情報（Objective），見立て（Assessment），対応計画（Plan）を記載する。

［参考文献］

川上憲人・小林由佳（共編著）(2015)．ポジティブメンタルヘルス――いきいき職場づくりへのアプローチ．培風館．

第4章 POMRを用いた面談記録の書き方

本書の推奨するPOMRを用いた記録法では，得られた情報を「基礎情報」「ケースの問題点」「主観的情報」「客観的情報」「見立て」「対応計画」「サマリー」のそれぞれに整理して記載します（図3）。基礎情報には，主訴や来談の目的のほか，既往歴や家族構成などを記載します。ケースの問題点には，ケースの概要が一目で把握できるよう，問題となっていることを箇条書きにします。主観的情報には，本人の困っていることや訴えていることを記載し，客観的情報には，面談の場面で観察された本人の様子や病院での検査結果などを記載します。見立てには，問題点に対して健康面・就労面・生活面の3つの視点からの専門的な判断を記載します。対応計画には，ケースの問題点のそれぞれの項目ごとに今後の具体的な対応を記載します。

1．基礎情報の書き方

基礎情報の欄には，来談の目的，主訴などのほか，社員番号，氏名，年齢，性別，所属，職種，生育歴，病歴，生活状況，家族の状況，連絡先などの基本的な情報を記載します。病院を受診しているかどうか，この問題を相談している人が他にいるかどうかを確認しておくと，後の対応に役立ちます。問診票を用いて本人に事前に記入してもらうと，情報収集を効率的に行えます。基礎情報を記入する共通の様式や記入用紙を用いると，情報の記載もれを防げます。共通の様式がない場合には，面談記録の冒頭にまとめておくとよいでしょう。

●初回面談の記録	●2回目以降の面談の記録
基本情報，来談経緯，経過など 主観的情報 客観的情報 見立て ケースの問題点（初期問題点リストとも） 対応計画（初期対応計画とも） 人事担当者への申し送り事項など	来談経緯や経過など ケースの問題点（変更がない場合は省略可） 主観的情報 客観的情報 見立て 対応計画 人事担当者への申し送り事項など

図3　本書で解説する面談記録の様式例

2．ケースの問題点（Problem List）の書き方

ケースの問題点の欄には，事例の概要がすぐに把握できるよう，問題となっていることを重要な順に番号付きの箇条書きにします（表5，表6）。健康面の問題だけでなく，心理的な問題や，職場の環境調整に関する問題，周囲のサポートについての問題，プライベートでの問題なども記載します。問題が解決したり別の問題が生じたりしたときには，リストの内容を随時見直します。

SOAP形式の記録では，ケースの問題点を記載したあとに，SOAPの各項目が並んでいます。しかし，この順番に記載していくわけではありません。実際の面談場面では，まず，主観的情報や客観的情報を整理します。その後で，事例の見立てや対応方針などと同時に，ケースの問題点を整理していきます。

このときの注意点として，複数の問題点を安易に統合せず，最初は別々の問題点として記載するようにします。診断が確定した病気があれば診断名を記載しますが，診断が確定していない場合は，本人が訴えている症状や，客観的な所見，検査データなどをそのまま記載します。

また，病名に関して診断が確定していないときには，「○○の疑い」「○○の可能性」などと記載することは避け，事実として把握された問題を記載するようにします。たとえば，「双極性障害の疑い」と書くのではなく，

表5　ケースの問題点の書き方（悪い例）

■ケースの問題点（Problem List）
＃1．うつ病の疑い。
＃2．長時間労働が原因？
＃3．仕事のやり過ぎ。
＃4．家庭の問題。

表6　ケースの問題点の書き方（良い例）

■ケースの問題点（Problem List）
＃1．気分が落ち込む。
＃2．なかなか寝付けない。
＃3．集中力の低下。
＃4．残業が続いている。
＃5．仕事をやり過ぎてしまう傾向。
＃6．両親の介護についての心配。

「躁状態」「気分の高揚を繰り返している」など，実際に起こっている問題や症状をケースの問題点に記載します。そのうえで，「双極性障害が疑われる」「双極性障害の可能性がある」などという所見は，見立ての部分に記載します。確定診断がつけば「双極性障害」などと問題点を書き換えてもよいでしょう。あるいは，特定の症状のコントロールが課題となっているのであれば，「双極性障害」と「気分の波が大きい」という問題点を，別の問題点として記載する場合もあります。

対応が進んで状況が変わってきたら，適宜，リストを見直します。その時点での重要度の順に，必要に応じて番号を振り直します。新たな問題が生じたり，問題が複数に分かれたり，ひとつにまとまったりすることもあります。リストから外すときには，単に削除するのではなく，経緯を記載したうえでリストから外すことを記載します。たとえば，二重線を引いたり，カッコ書きにしたり，取り消し線を引いたりしたうえで，「○年○月に治癒」「○年○月に解決」「○年○月○日に＃1に統合」「○年○月○日に削除」などの説明を追記し，どのようにリストから外れたかを記録しておきます。ただし，リストが長くなり過ぎると概要を把握しづらくなるため，重要度が低くなった問題や一時的な問題などは削除してもよいでしょう。

➔まとめ：ケースの問題点（Problem List）の書き方

1	ケースの問題点を見るだけで事例の概要が把握できるように書く。
2	優先順位の高いものから番号を振る。
3	健康面の問題の他にも，就労に関する問題，プライベートの問題，心理的な問題など，本人の健康状態や業務パフォーマンスに影響する問題があれば書く。
4	診断が確定していない場合には症状や困っていることを書く。
5	似たような課題が複数あっても最初は安易に統合せずに別々に書く。
6	対応が進んで優先順位が変わってきたら内容を見直して番号を振り直す。

3．主観的情報（Subjective）の書き方

主観的情報の欄には，本人が困っていることや訴えていることを，本人の話した言葉を使って記録します。健康面だけでなく，職場の状況や，プライベートの状況についても聞き取ります。問題点を把握しやすくするため，出来事を時系列に整理したり，情報のまとまりごとに小見出しをつけたりして記載します。問題点をより正確に把握するために，可能であれば上司などからも話を聞くとよいでしょう。

●本人から得る情報
本人の困りごと
問題の起こった経緯，要因についての本人の理解
健康面の評価に必要な情報（症状の内容，程度，期間，既往歴，通院状況，診断名，治療状況，飲酒・喫煙など）
本人の関心ごと・対応への希望・不安
職場での状況（業務内容，労働時間，就業形態，勤続年数，職位，昇進，人間関係）
生活状況（家族構成，経済状態，余暇活動，ライフイベントなど）
その他 背景情報

●周囲から得る情報
周囲の関係者の困りごと
関係者の本人への期待，問題解決への希望
本人の勤務状況と職務遂行能力（以前はどうだったか，現在はどうか）
本人の会社での人間関係など
家族からの情報（本人の家での過ごし方，家族の問題意識など）

図4 職場におけるケース対応に必要な情報（川上・小林，2015，p. 103を元に著者作成）

（1）主観的情報の記載のしかた

主観的情報の欄には，図4のような項目について，来談者と話した内容を記載します。情報を要約し過ぎたり，専門用語で言い換えたりするのではなく，来談者の立場から，来談者が問題点をどう認識し，どう感じているか，どう訴えているかなど，来談者が表現した言葉を用いて記録するのがよいとされています。ただし，逐語録的に会話をすべて記録する必要はなく，問題点の分析に必要な情報のみを記載します。

面談記録を作成するときには，重要な情報のまとまりごとに小見出しをつけておきます。たとえば「症状」「治療」「頭痛の症状の変化」「仕事の状況」「上司との関係」などの小見出しをつけて情報をまとめます。産業保健領域のケース対応では，症状や病状に関すること，治療に関すること，仕事に関すること，職場に関すること，家庭に関すること，日常生活に関することなど，さまざまな情報を入手しますが，たくさんの情報を発話の順に羅列するのではなく，アセスメントに必要な情報を整理しながら聞き取っていくようにします。

（2）主観的情報の聞き方

症状や出来事については，発話の順ではなく，時間経過に沿って記載します。「３年前」や「昨年の秋頃」という記載ではなく，「○年○月頃」と，数字で確認しておくと情報を整理しやすくなります。特に，症状の変化については，いつ頃からその症状が始まったのか，いつ頃から症状が変化したのかを質問しながら，時間経過をなるべく正確に聞き取ります。

出来事や症状の頻度や程度については「よく」「いつも」「ときどき」「かなり」などというあいまいな表現は使わず，「週に一度」「月に三度」「１日に二〜三度」「10段階でいうと６」などと具体的に記載します。具体的な頻度や程度を記録しておくと，問題が減っているのか増えているのか，症状が軽快しているのか悪化しているのか，経過を振り返りやすくなります。

職場で起こっている問題についてヒアリングするときには，問題が起きたときの状況を具体的に確認しましょう。詳細に確認することで，本人と周囲の認識や行動がどうずれているのか，どんな部分で問題が発生しているかを把握するための重要な情報が得られます。たとえば，相手の発言の具体的な内容と，本人の解釈が一致していないこともあります。面談の場面では「もっと具体的に教えてほしいのですが，どんな状況だったんですか？」「そのとき，相手の方はどんなことを言ったんですか？」などと質問します。

家庭内の問題，経済的な問題，家族についての問題など，プライベートの問題についてたずねるときには，「問題点の把握や解決のために必要な情報なので，おたずねするのですが」と前置きするようにします。プライベートの問題が，健康上の問題や職場での問題に関連していることも少なくありません。しかし，プライベートの話題にいきなり触れると，ぶしつけな印象を与え，相手を身構えさせてしまうことがあります。前もってひとこと説明しておくと，スムーズに質問につなげることができます。

問題点を適切に把握するためには，上司など，本人以外の関係者から情報を収集することも重要です。職場の問題について上司などから話を聞くと，本人との面談結果とあわせて，問題を多角的に把握することができます。ただし，第三者から話を聞く際には，本人の同意を得ておくことが必要です。「問題点を正確に把握して解決策を考えるために，上司から一度お話を聞きたいのですが」などと説明して，同意を得るようにします。

➔まとめ：主観的情報（Subjective）の書き方

1	本人がどう感じ，問題をどう認識しているか，どう訴えているかがわかるように書く。
2	専門用語で言い換えたりするのではなく，来談者が表現した言葉を用いて書く。
3	逐語録的に会話をすべて記録するのではなく，問題点の分析に必要な情報のみ書く。
4	病状や症状だけでなく，職場に関すること，家庭に関することなど，多面的に情報を収集する。
5	症状や出来事などは時系列に，具体的な時期がわかるように書く。
6	情報のまとまりごとに小見出しをつけておく。
7	頻度や程度などは数値を使って具体的に，定量的に記録しておく。
8	上司など本人以外の関係者からも情報を入手し，本人から得た情報と対比させる。

4．客観的情報（Objective）の書き方

客観的情報の欄には，面談の場面で観察された本人の様子や，健康診断データ，病院での検査結果，診断名など，外部から観察して得られる客観的な事柄を記載します。面談中の態度や行動も，本人の特徴や問題の全体像を把握するための重要な情報になります。たとえば，服装の清潔さや身だしなみは，うつ病などの精神疾患の病状を表すことがありますし，面談中の態度や話し方は本人の特性や病態を把握する手がかりとなります。

面談時の様子を記載するときには，第三者にも伝わるよう客観的な表現で具体的に記載します。たとえば，面談中の態度が失礼に感じられたとしても，面談記録には「失礼な態度だった」と記載するのではなく，「面談中に視線を合わせず，腕組みをして足を組んでいた」とか，「こちらの発言を遮って，一方的に自分の意見を話し続けた」など，どんな行動があったかを具体的に記載します。

➔まとめ：客観的情報（Objective）の書き方

1 検査データなどのほかに，表情，話し方の特徴，態度，服装などの非言語的な情報も記載する。

2 来談者の様子や行動については，観察者の感想をなるべく交えず客観的な表現とする。

3 どんな様子だったか，どんな行動だったかを，記録を読んだ人が理解できるよう具体的に書く。

5．見立て（Assessment）の書き方

見立ての欄には，ケースで生じている問題点や対策について，対応者が検討した内容を記載します。産業保健領域のケース対応においては，ケー

スの問題や対策について，健康面，就労面，生活面の３つの視点から見立てを行います。また，医学的な対応や心理学的な対応だけでなく，職場の環境調整や安全配慮面の対応についても検討を行います。

（1）健康面・就労面・生活面からのアセスメント

ケースを「健康面・就労面・生活面」の複数の視点から情報を整理することで，問題点をより多面的に分析でき，より適切な対応策を検討できます。見立て欄には，健康面・就労面・生活面の専門的な評価を記載します。

健康面の見立てには，本人の症状や行動面の特徴，病状の程度，治療の要否，今後の見通しなどを記載します。正確な診断をつけるための評価ではなく，職場での今後の対応について方向性をつけるための見通しを重視します。そのためには，就業に影響のある症状や副作用，今後の治療計画などに関する情報を集めることが重要です。

就労面を見立てるときは，業務内容，職務遂行能力，職場での問題点，職場環境，人間関係などの問題を整理して，ケースの問題がどのように生じているかを検討します。産業保健領域では，さらに，就業の可否，就業制限の要否，環境調整の要否などについても検討を行うことが重要です。

生活面については，本人の家族構成，生活環境，その他，プライベートの生活に関わる情報から，仕事以外の生活に関する問題点の有無や深刻度，対応策などを評価していきます。問題の背景にどのような要因が関与しているか，また，本人が利用できるサポート資源にはどのようなものがあるかを把握することが重要です。

産業保健領域の事例においては，他にも「健康面・就労面」や「疾病性・事例性」などの観点から見立てを行う方法があります。

（2）見立て欄の書き方の注意点

見立てを記入するときには「どのような情報をもとに」「どのように判断したのか」を，第三者が読んでもわかるように，また，第三者に説明できるように記載します。たとえば，うつ病で自宅療養中の社員について「復職は不可である」と判断する際には，「うつ症状が残存しているため」とか「生活リズムの回復が不十分であるため」など，その理由を記載します。

また，産業保健領域のケース対応においては，職場の安全配慮義務についての視点も必要です。「就労させることで病状が悪化しないか」「就労させることが治療の妨げにならないか」「現在の健康状態で就労させることで事故や災害が起きないか」「業務パフォーマンスの問題や勤怠不良の問題，職場の人間関係の問題が生じないか」という点を検討し，必要な対策を考えます。安全配慮義務について考えるときには，本人の業務内容，職場の環境，本人の業務状況などについての情報も必要となります。そうした情報は管理監督者や人事担当者を通じて入手します。

今後の対応方針を記載するときには，いつ，誰が，誰に対して，どのように，いつまでに実施するかを具体的に書くようにします。たとえば，「復職が近づいてきたら，上司と環境調整について相談する必要がある」と記載しておくと，今後，どのような対応を予定しているのかが明確になり，実行しやすくなります。

次回の面談までに実施する具体的な行動については，後述する「対応計画（Plan）」の項目に記載します。

➔まとめ：見立て（Assessment）の書き方

1 健康面，就労面，生活面の 3 つの視点からの見立てを記載する。

2 どのように問題が生じているか，どのように問題が維持されているかを記載する。

3 判断の根拠や理由が説明できるように書く。

4 復職可否，就業制限の要否など，安全配慮上の措置の要否とその内容を書く。

5 今後の対応について「いつ」「誰が」「何をするか」を具体的に書く。

6．対応計画（Plan）の書き方

対応計画の欄には，ケースの問題点に挙げた問題に対する行動計画を，ケースの問題点の番号に対応させて記載します。他の産業保健スタッフが読んだときに内容を理解できるよう，「誰が，いつ，誰と，何を，どのように」実施するのかを具体的に書きます。

対応計画を記載する際には，表7，表8の記入例のように，ケースの問題点のすべてを転記する方法と，＃1．などの番号のみを記載する方法があります。それぞれの問題点ごとに，今後の対応計画を箇条書きで記載します。今後の対応計画を，第三者に説明できるよう意識して書くとよいで

表7　対応計画の記入例（ケースの問題点のすべてを転記する方法）

■対応計画（Plan）
＃1．うつ状態で休業中
- 休業・治療の継続。
- 生活記録表の記入を指示。

＃2．職場が多忙
- 復職時の業務調整の際に職場の状況を上司に確認する。

＃3．復職への焦り
- 生活記録表の記入など，無理をしないよう主治医と相談して復職の準備を進めるよう指示。

＃4．不眠症状（→症状軽快　20XX/08/03）
- 治療により改善。対応終了。

表8　対応計画の記入例（番号のみを記載する方法）

■対応計画（Plan）
＃1．•休業・治療の継続。
　　•生活記録表の記入を指示。
＃2．•復職時の業務調整の際に職場の状況を上司に確認する。
＃3．•生活記録表の記入など，無理をしないよう主治医と相談して復職の準備を進めるよう指示。
＃4．•治療により改善。対応終了。

しょう。現時点で対応する必要のない問題点や，対応の終わった問題点などには「対応不要」「対応終了」などと記録しておきます。

上司，人事担当者，主治医など，第三者と連携が必要となる場合には，情報の開示についてあらかじめ本人の同意を得る必要があります。特に，上司や人事担当者など，職場の関係者に情報を伝える際には，病名や治療内容などをそのまま伝えるのではなく，職場での対応に必要な内容に限定して，職場の関係者が理解しやすい言葉に言い換えて伝えるようにします。また，どの情報をどんなふうに職場に伝えるかについては，本人の意向を確認したうえで，職場に伝えてほしくない情報については伝え方を工夫します。

➔まとめ：対応計画（Plan）の書き方

1　ケースの問題点と対応させて書く。複数の項目があれば箇条書きにする。

2　他の産業保健スタッフが記録を見たときに，次に何をするべきかがわかるように書く。

3　職場や上司，人事担当者に情報を共有する必要があるときは，その目的や内容について本人の同意を得ておく。

［参考文献］
川上憲人・小林由佳（共編著）(2015)．ポジティブメンタルヘルス――いきいき職場づくりへのアプローチ．培風館．

第 5 章　サマリーの書き方

サマリーとは，一定期間の対応記録を要約し，対応の経過や，その時点のケースの問題点，見立て，未解決の問題への対応方針などをまとめたものです。サマリーを作成することで事例についての理解が深まり，対応が適切だったかどうかを振り返ることもできます。サマリーは対応が終了したとき（面談を終結するとき）や，これまでの対応経過を整理したいとき（半年～1年近く対応が続いているとき），別の担当者に引き継ぐとき，専門家に対応について相談したいときなどに作成します。

1．サマリーの書き方

サマリーには以下のような項目を記載します。作成したサマリーは，面談記録と同じように管理します。紙の面談記録用紙を使っている場合には，作成したサマリーを面談記録の途中にファイリングするとよいでしょう。事業所内でサマリーの作成ルールや管理ルールが決まっている場合にはそれに従います。電子カルテを使っている場合にはサマリーを記載する画面が別途用意されていることもありますが，そうでないときには，通常の面談記録の入力画面に記入します。

（1）基礎情報

面談記録の基礎情報と同じく，氏名，年齢，所属，既往歴，家族歴などを記載します。

（2）これまでの経過

サマリーに記載する以前の対応経過や出来事の経過を，時系列に箇条書きにして記載します。

（3）これまでの休業歴

産業保健領域の対応事例では過去に休職した回数や，残りの休業可能日数などが問題となることも多いため，これまでの休業時期やそのときの病名などを列挙しておくと便利です。

（4）ケースの問題点

面談記録のケースの問題点と同じです。サマリーを作成した時点のケースの問題点を記載します。治癒したもの，対応が済んだもの，解決したものなどは「→治癒（○年○月）」「→対応終了（○年○月）」「→解決（○年○月）」などと記載しておくとわかりやすくなります。一時的な問題点や，重要度の低い問題点などは省略してもかまいません。

（5）今回の対応経過

サマリーを記載する対象期間の出来事や対応記録を時系列に記載します。毎回の対応記録を単に並べただけでは読みづらいため，適宜省略しながら事例の概要がわかるように記載します。また，対応記録の末尾には，現時点での体調や健康状態，職場の状況なども記載します。

（6）現時点の問題点に対する見立て

面談記録の見立てと同様に，医学面，就労面，生活面のそれぞれに分類して記載します。特に，現時点でも残っている問題点や，解決していない問題点を中心に記載します。

（7）今後の対応計画

面談記録の対応計画と同じです。今後も対応が続く事例や，対応を引き継ぐ事例においては，当面の対応方針を記載しておきます。対応が終結した事例なども，今後，問題が再燃する可能性がある場合は，そのときに対応すべき内容や留意点を記載しておくと，次に対応するときに役立ちます。

（8）留意点や特記事項

その他の留意点や特記事項などがあれば記載しておきます。

2．サマリーの記載例

表9は，うつ病で休業していた従業員のサマリーの例です。復職後まも

表9　サマリーの記入例

従業員名：○○○○（従業員番号 0123456）
所属：○○事業所　経理課経理チーム

●来談までの経過

- ○年入社，A事業所経理課に所属し，○年に現チームに異動。精神科の治療歴などはない。
- ○年6月に新規プロジェクトの担当者に抜擢。経理課の上司とプロジェクトリーダーの両方からの業務指示があり業務量が増加。プロジェクトも難航しストレスも増える。7月頃から不眠症状，8月頃から気分の落ち込みやイライラなどが出現し，9月に精神科クリニックを受診。休業をすすめられ，以後，休業となる。

●家族情報

- 妻，長男（3歳），次男（0歳）の4人暮らし。

●長期休業歴

1．○年10月～○年1月中旬まで（うつ病）

●ケースの問題点（Problem List）

＃1．うつ病の復職後で体調が不安定。
＃2．業務負荷の増加に注意（トラブル対応，プロジェクト業務）。
＃3．ひとりで抱え込みやすい（真面目，考え過ぎる，相談できない）。
＃4．所属の上司とプロジェクトのリーダーの指示の食い違い。
＃5．育児・仕事・体調管理の並立が課題（第二子が生まれたばかり）。

●対応の経過

通常業務に加え，プロジェクトとして関わっていた業務がトラブル続きで多

忙となり残業が増えたこと，上司とプロジェクトリーダーとの２人の指揮命令の食い違いを真面目に考え過ぎたこと，妻が妊娠中で体調が悪かったことなどで疲労や心労がたまり，○年７月頃から体調が悪化。

休業開始から健康管理室でも月１回程度の面談を継続。休業と治療により体調は徐々に回復してきた。11月頃から外出練習などを経て，12月中旬には午前中からの図書館通いが継続できるようになった。上司，プロジェクトリーダーなどとも相談し，復職後は，経理課の業務を主務とし，プロジェクトの業務は復職３カ月目以降から徐々に再開することとし，○年１月に復職。

復職後，通院も継続し，体調や勤務状況には大きな問題なし。４月からプロジェクト業務を再開する予定。

●見立て（Assessment）

【医学面】

- 業務負荷の増大，上司とプロジェクトリーダーからのサポートの低下によりストレスが増え，うつ病を発症。休業と治療により症状は改善しており，復職可となっている。
- 真面目で考え込みやすく，人に相談できずひとりで悩んでしまう傾向がある。仕事を抱え込んで負担が増えていないか，復職後も留意が必要。
- 休業開始時には，プロジェクトリーダーへの苦手意識が強かったが，現時点では解消しており，今後，プロジェクト業務の再開も可能と思われる。

【就労面】

- 経理課の通常の業務に加えて，プロジェクトの業務が難航しており，業務負荷が増大していた。経理課の課長と，プロジェクトリーダーの２人の上司が業務を管理していたが，それぞれの情報共有ができておらず，仕事の優先度などに本人が迷う場面もあり，結果，残業が増えることとなっていた。
- 復職後は当面は経理課の業務のみ実施。プロジェクトの業務は復職３カ月後から兼務となるが，プロジェクトの業務負荷を課長が把握しておく必要がある。定期的に本人が課長に相談を行うなどの情報共有を行う。残業時間などにも注意が必要。

【生活面】

- 妻が第二子を出産したばかり。育児と仕事と体調管理の両立が必要となる。本人の疲労の蓄積に留意が必要。

●対応計画（Plan）

＃１．　•通院治療を継続してもらう。治療の状況を面談で確認。
＃２．　•復職後半年間は，月１回産業医と面談を行い，体調や業務内容を把握する。
　　　　•業務調整などが必要であれば，本人の同意を得たうえで職場と情報共有。
＃３～４．•復職後の業務状況やストレスなどについてヒアリング。
　　　　•考え過ぎている傾向が見られれば指摘。
＃５．　•家庭の状況についてもヒアリング。
　　　　•疲れがたまっていないかなどを確認。

なく，面談を担当する産業医が交替することとなり，後任の担当者への引き継ぎを目的に作成したものです。主に「どのような経過であったか」「どんな背景があったか」「復職後のフォローアップで留意する点はどこか」という点を中心に記載しています。

3．サマリーを作成するタイミングとメリット

サマリーは，対象者が他の事業所に異動するときや，相談担当者が変わるとき，事例検討や事例相談などを行うとき，面談や対応が終結したとき，長期間の対応を継続しているときなどに作成します。

相談対象者が他の事業所に異動する場合や，産業医などが交替する場合など，つまり，他の担当者に対応を引き継ぐときには，申し送りのためにサマリーを作成します。これまでの対応経過，現在の問題点，今後の対応計画，対応の留意点などをまとめておくと，後任の担当者にスムーズに対応を引き継ぐことができます。

事例検討などを行ったり，他の専門家に対応について相談する際にも，サマリーを作成しておくとよいでしょう。何が問題となっているのか，どんな対応を行ってきたのか，どんな問題が解決できていないのか，サマリーを作成することで事例に対する理解が深まります。また，事例の概要を短い時間で正確に共有できるので，より的確なアドバイスを得られます。

数カ月〜数年間など，長い期間ずっと対応を続けていると，面談記録がどんどん増えていきます。そうなると，情報がそれぞれの面談記録に細切れになり，全体を見渡したときの対応の経過や，問題点の所在がわかりにくくなります。半年に一度，あるいは最長でも１年に一度はサマリーを作成し，対応経過や問題点について情報を整理しておくとよいでしょう。

面談や対応を終結するときにも，サマリーを作成しておきましょう。次回の相談は数カ月後かもしれませんし，数年後かもしれません。サマリーを作成しておくと，次回の相談のときに効率よく事例の概要や過去の対応経過を把握できるため，適切な対応につながります。

また，万が一，訴訟などの問題が起きた際にも，サマリーが作成されていれば，一連の対応が適切に行われたことを第三者に説明する資料として役立ちます。

➔まとめ：サマリーの書き方

1 サマリーとは一定期間の対応の経過や問題点，見立て，対応方針などをまとめたもの。

2 面談終結時，長期間対応を続けているとき，他の担当者に引き継ぐとき，他の専門家に相談するときなどにサマリーを作成する。

3 サマリーを作成することで，他の担当者に効率よく情報共有ができるだけでなく，事例についての理解が深まり，ケース対応が適切だったかどうかを振り返ることができる

4 サマリーは面談記録と同じく，専門家としての対応が正当であったことを第三者に説明するための重要な資料となる。

第6章 面談記録の作成時の注意点

面談記録を作成するときには，カルテ（診療録）の作成に関する一般的なルールに従います。たとえば，筆記にはインクまたはボールペンを使い，読みやすいていねいな文字で日本語で記載します。面談記録は面談を行うたびに作成し，必ず日付と作成者を記載します。訂正箇所には二重線を引き，訂正印を押します。保存期限や開示手続きなどは事業所のルールに従います。情報開示を前提とした書き方とし，クライエントとの信頼を損ねるような記載をしないようにします。

1．面談記録の一般的な記入ルール

面談記録を作成するときは，インクまたはボールペンを用います。書いた文字を消せるボールペンや，鉛筆などは使わないようにします。面談記録は日本語で作成し，第三者にも読みやすいよう，わかりやすい文字でていねいに記載します。略語や外国語はなるべく用いないようにします。

面談記録は面談を行うたびに作成し，必ず日付を記入し，作成者の署名をするか捺印します。代筆を行う場合には面談を実施した担当者の氏名のほか，代筆者の氏名を記載します。記載事項の訂正を行う場合には，元の記載が読めるように訂正箇所に二本線をひき，訂正者の署名をするか訂正印を押します。

電子ファイル，または電子カルテを利用する場合も，基本的には同様です。作成日，作成者などを必ず記入し，改ざんできないような運用をします。

2．本人への情報開示を前提として記録する

面談記録や対応記録は，個人情報保護法に定める情報開示の対象となるため，開示することを前提とした書き方を心がけます。誰が，どんな情報をもとに，どんな判断を行ったか，どんな対応を行ったかを，わかりやすく記載します。また，ケースの評価や対応に必要のない個人的な感想や，他のスタッフに対する批判，自己弁護的な内容など，クライエントとの信頼関係を損ねるような内容は記載しないようにします。

3．本人に開示できる情報と，開示できない情報とを区別して記録する

面談記録の情報開示請求に備えて，①「本人同席のもとで得た情報」と，②「本人が同席せずに得た情報」を別々に記録します。①の情報とは，本人と面談を行った場合や，メールでやり取りした場合の記録のほか，本人が同席のもとで，上司・人事担当者・家族などと面談を行った場合の記録のことです。①の記録は，本人から開示請求があった場合には，原則として開示を行います。

一方，②の情報とは，本人がいない場面で，上司・人事担当者・家族などから得た情報のことです。こちらの情報は，第三者から得た情報であり，本人には伝えていない情報や，本人がその場にいないからこそ口に出せる情報が含まれています。たとえば，「本人はいつも自分勝手なことばかり言うので，信用できない」「本人にはまだ伝えていないが，次年度には異動を検討している」「他の社員と比べて半分以下のパフォーマンスである」「本人の目の前では言えないが，実は○○ということで困っている」というような情報のことです。

個人情報保護法の観点からも，こうした情報を本人に開示する際には，原則として情報の提供者（上司・人事担当者・家族など）の承諾を得ておく必要があります。また，こうした情報を本人に開示してしまうと，本人と関係者との信頼関係を損ねてしまう恐れや，人事異動や業績評価などの

業務遂行に支障をきたす恐れがあります。わかりやすい例で示すと，本人から「誰がそんなことを言っていたのか教えてほしい」「上司は自分のことを何と言っていたのか教えてほしい」と言われたときに，その情報を無条件では伝えられない場合などです。

また，面談記録に本人に開示できる①の情報と，開示できない②の情報が混在していると，情報開示の手続きの際に情報の一部に黒塗りを行ったり，ページの一部を割愛したりという処理が必要になります。すると「黒塗りの部分には，何か自分には見せられない情報が記載されているのだな」と本人に不信感を抱かせる恐れがあります。あるいは，黒塗りの処理にもれが生じて，②の情報を誤って開示してしまう恐れもあります。

情報開示を適切に行うためには，①の情報と②の情報を別の記録として作成し，別冊にして保管するか，少なくともページを分けて記録しましょう。また，本人に情報開示を行う際には，本人が同席しない場面で第三者から得た②の情報が混在しないように注意します。

たとえば，本人との面談に先立って，上司などから話を聞いたときには，上司との面談記録は別冊（もしくは別の用紙）にしておきます。また，上司との面談で入手した「パフォーマンスが低い」「周囲のメンバーが困っている」「問題行動が見られる」などといった記述は，上司との面談記録のほうに記載し，本人の面談記録には記載しないようにします。本人との面談のなかで「パフォーマンスが上がらない」「周囲のメンバーとうまくいかない」などという情報が得られた場合には，本人との面談記録には，そのような表現を用いて記載するとよいでしょう。

4．事業所内の規定やルールに基づいて適切に保管管理する

面談記録は機微な個人情報が含まれる書類として，事業所内の管理ルールに従って保管管理する必要があります。厚生労働省は2019年に「事業場における労働者の健康情報等の取扱規定を策定するための手引き」を発表し，健康情報の事業場内での取り扱いや保管，開示手続き，第三者提供などの方法についての基本的な考え方や，取扱規程のひながたを示していま

す。事業所内のルールがこの手引きに沿ったものになっているか，確認しておきましょう。

➔まとめ：面談記録を作成するときの留意点

1　インクまたはボールペンなどで書く。

2　わかりやすい表現を用い，略語や外国語はなるべく使わない。

3　面談や対応の日付を書き，記入者の署名を行うか捺印する。

4　訂正箇所には二重線を引き，訂正者の署名または捺印を行う。

5　どのような情報をもとに，どのような判断を行ったかがわかるように書く。

6　相談者との信頼関係を損なうことを書かない。

7　本人に開示できる情報と，開示できない情報とを区別して記録する。

［参考文献］
厚生労働省（2019）．事業場における労働者の健康情報等の取扱規程を策定するための手引き．［https://www.mhlw.go.jp/content/000497426.pdf］（2021年 4 月確認）

第7章 ケース学習の進め方

本書の第2部ではさまざまな事例を紹介しますが，それぞれ，事例の問題点を検討するための3つの設問が記載されています。問1は「〜だったのはなぜだろうか。①健康上の問題，②職場の問題，③プライベートの問題のそれぞれを整理して説明しなさい」という形式になっています。①〜③の項目は，POMR形式の面談記録で用いる「健康面，就労面，生活面の情報整理」にそれぞれ対応しています。事例のなかで起きている問題を，それぞれの側面から考える練習を行ってください。

問2はこの事例においてポイントとなる場面に関する設問です。どの時点で，どんな対応をしていればよかったかを考えてください。問3は読者のみなさんが勤務する事業所で，同様の事例があった場面を想定した設問です。事業所によって活用できるリソースが異なります。同じような事例にどう対応するか，また，そうした事例に備えて今から何をしておくかを考えてみてください。

グループ学習を行う場合には，問1〜3についてのディスカッションを行います。お互いの視点を参考にしながら，より適切な対応を行うために必要なポイントを整理しましょう。

また，事例のなかのある時点の面談記録のサンプルを第2部の各章末に掲載しています。読者の皆さんも，ご自身でSOAP形式で面談記録を作成して，サンプルと比較してみましょう。

ケースの問題点の整理，事例の見立て，対応計画の立て方，記録のとり方に「唯一の正解」はありません。解説や章末の面談記録のサンプルはあくまで一例に過ぎず，これらを参考に理解を深めていただければと思います。

［参考文献］
小林由佳（2015）．人も組織も活かすケースマネジメント．川上憲人・小林由佳（共編著）．ポジティブメンタルヘルス——いきいき職場づくりへのアプローチ．培風館，pp. 94-113.
都立病院診療録等記載検討委員会（編）（2001）．都立病院における診療録等記載マニュアル．［http://www.byouin.metro.tokyo.jp/hokoku/guideline/documents/sinryoroku.pdf］（2019年４月確認）

第 2 部

困難事例に学ぶアセスメントのポイント

第 8 章 プライベートの問題があって休職を繰り返す事例

ケースのねらい

この事例は，腹部症状を主訴に休職と復職を繰り返す従業員と，ある産業医の様子を描いたものである。この事例を通じて，休職と復職を繰り返す従業員への対応のポイントや，プライベートの問題への対応方法について考えていただきたい。

おもな登場人物

山田さん……47歳の男性。入社以来，IT システムの技術開発や研究開発などの業務を担当している。最近は体調不良で休職と復職を繰り返している。

井上産業医…39歳の男性。非常勤産業医。

鈴木課長……52歳の男性。山田さんの上司。山田さんとは付き合いが長く，家庭の事情にも詳しい。

設問

問 1　山田さんが休職を繰り返しているのはなぜだろうか。①健康上の問題，②職場の問題，③プライベートの問題のそれぞれを整理して説明しなさい。

問 2　山田さんが休職を繰り返さないようにするには，井上産業医はどの時点で，どんな手を打つべきだったか。

問 3　あなたの職場で，山田さんのようにプライベートの問題に関連して体調を崩している従業員がいたら，会社はどこまで立ち入るべきだろうか，どのように介入すればよいだろうか。

1．ケース：プライベートの問題があって休職を繰り返す事例

井上産業医は，システム開発・販売・保守などを手がける，システム会社の本社事業所の非常勤産業医である。本社事業所は東京にあり，従業員数は500人程度である。井上産業医は，2年前から，月2回，1回2時間ずつ訪問している。

本社事業所には健康管理室があり，常勤の保健師が産業医面談の日程調整などの業務を行っている。同社では「心の健康問題により休業した労働者の職場復帰支援の手引き」を参考にした復職支援の社内ルールが作られている。しかし，実際の運用となると，職場の意向が強く反映されることも多い。

ある年の6月頃，システム開発課の鈴木課長が井上産業医をたずねてきた。部下の山田さんが突然会社を休み始めたという。

「山田さんは，家庭の事情がいろいろ複雑なんですよ」

開口一番，鈴木課長は山田さんの身の上話を始めた。

「これまでに3回結婚しているんです。最初の奥さんとは，すぐに離婚しているそうです。2番目の奥さんは，気の毒なことに，2年前に病気で亡くなったんです」

井上産業医は，いきなりの情報量に驚きつつも「そうなんですか」とあいづちを打った。

「今は3番目の奥さんと暮らしていて，確か，奥さんの連れ子が2人いるはずです」

「なるほど。ところで，山田さんはいつ頃から会社を休んでいるんですか？」

「先週の月曜日からずっとです。毎朝『おなかの調子が悪いので休みます』と，メールをくれるんですが，もうすぐ2週間になるんです」

鈴木課長の話を要約すると，山田さんは，下痢や腹痛などを理由に，先週から毎日会社を休んでいるという。これまでも，同じような症状で休む

ことはあったが，ここまで休みが続くことはなかった。

山田さんは，ある分野には非常に詳しく，その専門性を生かして，社内のいくつかのシステムのメンテナンスや研究開発を行っている。しかし，体調不良で突発的に休むことも多いため，納期が厳しく作業量の多いプロジェクトには参加させていない。そのためほとんど残業はない。職場の人間関係も良好だという。

井上産業医は，人事担当者とも相談し，しばらく自宅療養を続けて様子を見ることにした。また，休業に関する主治医の診断書を提出してもらうようお願いした。それから間もなく「過敏性大腸炎」と書かれた診断書が届いた。大学病院の消化器内科にかかっているようだ。

それから2カ月がたち，8月に入った頃，山田さんから鈴木課長あてに復職したい旨の連絡があった。「復職可能」と記載された診断書も届き，産業医面談を行うことになった。井上産業医の前に初めて姿を現した山田さんは，どこにでもいそうな，おとなしいタイプの男性だった。

井上産業医が体調について確認したところ，下痢や腹痛といった症状はほとんどなくなっており，トイレに行く回数も激減しているとのことであった。

「家にいるよりも，仕事に来たほうが気持ち的には楽なんです。今の仕事は好きだし，職場にストレスもありません。体調も良くなったので早く復職したいと思います。主治医の先生も大丈夫だと言っており，診断書を書いてくれました」

その言葉を聞いて，井上産業医は少し心配になった。（もしかして，家庭のストレスが体調不良の原因かもしれない）と思ったからである。（少し踏み込んで話を聞いたほうがいいのかな）と思ったが，（プライベートの事情は，どうしてあげることもできないし，話を聞いても仕方ないなあ……）と考え，次のように述べて面談をしめくくった。

「それでは，体調も良くなっているようですので，人事担当者や職場とも相談して，復職の手続きを取ってもらいます」

社内の手続きを経て，山田さんは９月から職場復帰した。体調もまずまず良好で，腹部症状も比較的落ち着いているようだった。月に一度か二度は会社を休むことはあったが，体調を大きく崩すこともなく，勤怠も安定していた。

復職後もしばらくは月に一度の産業医面談を続けていたが，年末頃から，山田さんは面談に来なくなった。井上産業医は少し気がかりではあったが（上司の鈴木さんから特に連絡もないし，体調は落ち着いているのだろう）と考えていた。

ところが，その翌年の３月，山田さんは３週間連続して会社を休んでしまった。鈴木課長が，ふたたび井上産業医のもとをたずねた。

「山田さんなんですがね，最近，家庭のほうが，また大変だったみたいです。奥さんが，子どもに手をあげたり，激しく怒鳴ったりしていて，やめさせたくても，奥さんのほうが強くて，何も言えないんだそうです。以前も確かそういうことがあって，児童相談所に行くようにすすめたんですが……」

井上産業医は，意外な展開に戸惑っていたが，鈴木課長はさらに先を続けた。

「それから，大阪の実家のご両親がどうやら病気になったみたいで，そちらのほうも心配みたいです。今の奥さんもこんな状況だし，山田さんもいろいろ悩んでいるんじゃないかなあ。最近はまた普通に出社しているので，体調は少し落ち着いてきたんだと思います」

翌月，井上産業医は，山田さんとの面談を行った。山田さんからは，腹痛や下痢などの症状は変わらず続いているが，出社しているときのほうが楽なので，仕事は続けたい，という話があった。

井上産業医は，家庭の様子についてもそれとなく聞いてみた。しかし，山田さんは「考え過ぎても仕方ないので，妻のことも，子どものことも，実家の両親のことも，あまり考えないようにしているんです」と，悪びれる様子も，恥ずかしそうな様子もなく，淡々とした口調で答えた。

その様子を見て，井上産業医は（自分の家族の問題だというのに，なんて薄情な！）と，内心，怒りを感じてしまった。しかし，プライベートの問題にどう踏み込めばよいのかわからず，少し考えた後でこう続けた。

「仕事のストレスは特になさそうですし，その他のいろんな問題がストレスになって体調に影響が出ているのかもしれません。精神科の受診をおすすめしたいと思いますが，いかがですか？」

「ええと，それはちょっと……。通っている消化器内科の先生のところで，しばらく様子を見ます」

結局，山田さんはその後も精神科を受診することはなく，消化器内科での治療を続けていた。産業医面談は毎月欠かさず行っていたが，体調のほうは改善してきた様子で，薬の量も１種類にまで減ったという。家の様子についてたずねてみると，妻の様子は落ち着いてきたとのことだが，実家の両親や子どものことなど，家族のことについては「あまり考えないようにしています」と，いつもはっきりしない言葉が返ってくるだけだった。

井上産業医は（体調も落ち着いているようだし，家庭の問題にはあまり首を突っ込まないほうがいいのかなあ。でも，家庭のストレスがなくなったわけではないので，いつか症状が再燃してくるかもしれないな）と，面談後はいつもすっきりしない気持ちになった。

井上産業医の悪い予感は的中し，７月に入ってから，山田さんはまた会社を休み始めた。腹痛や下痢がひどくなったとのことであった。

８月になって，山田さんは「復職可能」と記された医師の診断書を会社に提出してきたので，産業医面談を行うことになった。

「おなかの具合はだいぶ良くなりました。下痢も治まったので，もう大丈夫だと思います。会社にいるときのほうが調子が良くなるんです。主治医の先生も『それなら出社したほうがよい』と話していました。最近は，毎日，外出もしています。体調は万全とはいませんが，あまり家にいたくないんです。お願いですから，復職を許可してください」

しかし，井上産業医としては，このまま体調が安定するとは思えなかった（おそらく，腹痛や下痢はストレスによるもので，その原因は家庭の問題にあるのだろう。本人は『出社しているほうが調子が良い』と話しているが，それは，ストレスから一時的に離れられるからにすぎない。家庭の問題が解決しないと，症状が再燃するに違いない）。

山田さんとの面談が終わった後，井上産業医は，鈴木課長と人事担当者に集まってもらい，自分の考えを述べた。「復職しても，またすぐに体調を崩してしまう可能性が高く，産業医としては安定した勤務は難しいと思います。復職については，職場の状況を確認したうえで，会社として判断していただければと思いますが，いかがでしょうか」

次に口を開いたのは鈴木課長だった。

「さっき山田さんと話をしてきましたが，かなり元気そうでしたよ。家庭の問題はすぐに解決できる状況ではないし，経済的な事情もあるので，早く復職したいと話していました。それに，家庭にストレスがあるのなら，会社に来たほうがいいんじゃないですか？　仕事量は調整しますし，職場としては，彼が復職してきても大丈夫です」

その後，いろいろと相談した結果，精神科に通院することを条件に，山田さんの復職を認めることになった。山田さんは精神科への通院をしぶしぶ承諾した。ただし，精神科の予約がなかなか取れず，受診できるのは1カ月以上先になるということであった。

面談の翌週から，山田さんは復職することになった。ところが，出社できたのは最初の３～４日だけで，またすぐに休み始めてしまった。腹部症状だけでなく，不眠症状も出てきたという。山田さんはその後も出社できず，９月に入ってから「うつ状態により，２カ月の休業が必要」という，精神科の診断書が会社に届いた。

本人と電話で話した鈴木課長によると，ちょうど産業医面談を行う前後の時期から，別居のごたごたがあって，山田さんは体調を崩したのだという。離婚する話も持ち上がっているらしい。

さらに１カ月後，９月下旬になって，山田さんから再度「復職したい」

と鈴木課長に連絡があり，産業医面談を行うことになった。山田さんは「もう大丈夫だと思います。通勤電車にも何度か乗ってみました。体調は悪くないので，復職させてください。お願いします」と，何度も頭を下げた。

面談後，ふたたび井上産業医と鈴木課長，人事担当者の３人で話をすることになった。

「やはり，家の問題が少し落ち着くまでは，これまでのように，出社しても体調がすぐに悪くなると思われます。そもそも，精神科の主治医からはまだ復職可の診断書が出ていませんし……」

井上産業医がそう説明すると，間髪入れず，鈴木課長がこう続けた。

「本人はどうしても復職したいと強く希望しているんです。あまり長く休んでしまうと，本人のスキルも落ちてしまいます。家庭の問題はいつ解決するかわかりませんし，会社にいるときは，本人もとても元気そうでした。本当に休んだほうが本人のためになるんですか？　職場では最大限のサポートをしますので，なんとか復職を認めてもらえませんか？」

その勢いに，井上産業医と人事担当者は何も言い返せず，結局，復職の可否について主治医に確認してみることになった。

翌週，山田さんから「復職可能。ただし，当面は業務負荷を調整することが望ましい」と記載された診断書が届いた。「やっぱりこうなったか」と，井上産業医は頭を抱えたが，今回は少しでも慎重に復職を進めようと，２週間の慣らし勤務を行うことにして，１日でも欠勤や遅刻や早退があったら復職は見送る，という条件を設けることにした。

この時点での面談記録のサンプルを３．に掲載しています。

そして10月になり，山田さんの慣らし勤務が始まった。最初の１週間は，本人も時間どおりに出社し，職場でも元気そうな様子が見られていた。しかし翌週になると，本人は会社を休むようになった。間もなく「不眠や抑うつ症状の再燃のため，２カ月間の自宅療養が必要」という内容の診断書が届いた。

本人から連絡を受けた鈴木課長の話では，別居中の妻から頻繁に電話がかかってくるようになり，慰謝料や子どものことで責められたりして，ストレスがたまっているとのことであった。主治医のすすめもあり，今後は，関西の実家に戻って療養する予定だという。

「やっぱりこうなったか……」と，井上産業医は深々と椅子に腰掛け，思わずつぶやいてしまった。

2．解説

（1）休職・復職を繰り返してしまう問題の構図――問1のヒント

この事例において，山田さんは，プライベートの問題からストレスがたまり，腹部症状を中心とした体調不良のため会社を休んでいます。しかし，家にいてもストレスが大きいためか，少し体調が回復してくると本人はすぐに復職を希望します。そして会社は復職を許可するものの，山田さんの体調は実際にはさほど回復していないために，また調子を崩してしまうのです。この繰り返しが問題の根本に存在します。

健康上の問題としては，精神的なストレスによる下痢や腹痛などの胃腸症状，抑うつ感，不眠症状などが見られました。こうした問題によって，職場では勤怠不良が見られており，責任を持って仕事をやりとげることが難しく，プロジェクト業務へのアサインができないという問題も生じています。また，本人は休職・復職を繰り返していますが，主に家庭でのストレスによって体調を崩し，しばらく休んで体調が回復した後は，家庭でのストレスから逃れようと復職を希望する，というような場面が見られます。「会社に来ている間はストレスもなく，仕事もふつうにできる」と本人も話をしていますが，家庭の問題解決になかなか取り組もうとしないなど，目の前の問題から回避しようとする傾向も見られています。

ただし，プライベートの問題は，妻の子どもへの暴力や，別居や離婚の問題，実家の両親の病気の問題など，かなり複雑です。こうした問題への介入をどうすればよいか，産業医が迷っている場面も見られています。

また，上司の鈴木課長が本人に同情的なあまり，休職や復職に関する社内のルールを守れていない場面もあります。産業医や人事担当者が自信を持ってルールを運用できていないことも，判断が揺らいでしまう原因でしょう。「診断書を出して，しきりに頼みこめば復職できる」という経験を重ねることで，山田さんはますます「なんとか頼んで，とりあえず復職しよう」と考えるようになっているようです。

（2）休職を繰り返さないために打つべき手だて――問２のヒント

この事例のなかで，山田さんが復職をする場面が何度かあります。最初は，初回の産業医面談のときです。井上産業医はこの時点で腹部症状と家庭のストレスとの関連に気づいていましたが，あまり深くは介入しませんでした。このときは復職してから半年間ほど，体調は落ち着いていたようです。

翌年３月，山田さんは３週間ほど会社を休んでしまいました。４月に産業医面談を行っていますが，このときはプライベートの問題についても，少し話をしています。また，精神科の受診についてもコメントしていますが，山田さんは乗り気ではない様子でした。

その後，７月から山田さんはまた体調を崩して休んでいましたが，８月には復職を希望して産業医面談を実施しています。本人と上司が復職を強く希望し，会社としては復職を押し切られた格好になりましたが，結局，山田さんは３～４日しか出社できませんでした。おそらく体調の回復が十分でなかったと思われます。離婚話なども持ち上がっており，プライベートの問題が大きくなって体調を崩したのかもしれません。

さらに９月，ふたたび山田さんが復職を希望し，産業医面談を実施しています。やはりこのときも，鈴木課長の熱弁に押し切られ，10月から復職することになりましたが，やはり最初の１週間しか出社できず，すぐに体調を崩してしまいました。

復職後の再発を防ぐためには，①症状が消失し，出社が可能な体力や生活リズムが回復したことを，面談や生活記録表などで確認する，②復職後の過度な疲労の蓄積を避けるために業務負荷を調整する，③職場やプライベートの要因で症状が悪化しないかどうかフォローアップする，などの対策が有効です。今回は①と③の対応が不十分でした。

おそらく山田さんは，「家にいるとストレスを感じる」「会社にいる間は家庭のストレスから離れられる」という理由から復職を希望しています。しかし，十分に体調が回復していない段階で復職してしまうと，毎日の通勤や出社で疲れがたまってしまい，ちょっとした状況の変化で体調が悪化することもあります。

メンタルヘルス不調の事例や，このように何度か休職を繰り返している場合には，主治医の診断書の他にも，「一定期間，症状が落ち着いており，出社ができる生活が行えていること」を復職の判断基準とし，生活記録表などのツールを用いて確認しましょう。

山田さんの事例であれば，８月の復職の時点で，生活記録表を用いて復職の判断をすべきでした。復職の判定基準を「２週間，毎日出社しているときと同じように外出して過ごすこと」と事前にはっきりと定めておき，本人が生活記録表に記載した内容に基づいて復職可否の判断をするのです。こうすれば，本人・上司・人事担当者・産業医の間で，復職可否の判断をめぐって押し問答になることもありません。

また，本事例では，プライベートの問題が一番のストレス要因となっています。いくら病院に通って薬を飲んでいても，そうした問題が解決に向かわないと，体調や勤怠の問題は改善しないでしょう。それでは，会社は，本人のプライベートの問題に対して，どのように介入すればよかったでしょうか。

（3）プライベートの問題への介入——問３のヒント

本事例において，井上産業医は，プライベートの問題が山田さんの体調に大きく影響していると気づいていながらも，面談でうまく話題にすることができませんでした。それは「プライベートの問題は，どう介入してよいかわからないし，個人的なことに，どこまで突っ込んで話を聞いてよいものか」とためらってしまったからです。

産業保健専門職は，結婚問題を扱うカウンセラーでもありませんし，弁護士のような法律の専門家でもありません。しかし，プライベートの問題が，本人の健康や就労にどのように影響しているかを把握したり，本人が問題解決に向き合えているかどうか，また，問題解決のための適切な行動が取れているかどうかを確認したりすることは，復職支援において重要な意味を持ちます。

そこで，「体調を把握するために大事なことなので，お聞きします」「お話できる範囲で結構です」などと前置きをしたうえで，「仕事以外で，心配事やストレスになっているようなことはありますか？」などと話を聞きます。

プライベートの悩み事についても，まず必要なことは，しっかり傾聴することです。そのためには「大変でしたね」「よくやってこられましたね」など，相手に対するねぎらいや承認の気持ちを言葉にして伝えることが大切です。また「これからどうしていくか，一緒に考えていきましょう」と寄り添う姿勢を伝えるだけでもサポートになります。

そのうえで，相談者の悩みについて，適切な支援が受けられる相談窓口の情報を提供したり，相談窓口の実務者につなげていくとよいです。その際には，ただ単に窓口の存在を知らせるだけでなく，連携する相談窓口に直接連絡を取り，相談の場所，日時等を具体的に設定して相談者に伝えたり，地図やパンフレットを渡したりすると確実です。

どの窓口を利用すればよいかわからないときは「次回の面談までに私のほうでも調べておきます」と伝え，会社が契約している従業員向けの相談窓口や，地域で利用できる相談窓口について，人事担当者や自治体の窓口などに問い合わせておきます。

この事例のように，本人が問題解決に積極的でないときには「家庭の問題にある程度の見通しが立たないと，体調も安定しません。これまでのように何度も体調を崩していては，仕事にも支障が出てしまいます。復職を急ぐのではなく，まず，家庭の問題をどうするか，専門家に相談しませんか」などと伝えてもよいでしょう。

（4）児童虐待やDVへの対応については——問3のヒント

その他，今回の事例では，子どもへの暴力（児童虐待）が疑われる場面もありました。「児童虐待の防止等に関する法律」においては，児童虐待については第６条において「児童虐待を受けたと思われる児童を発見した者は，速やかに，これを市町村，都道府県の設置する福祉事務所若しくは児童相談所又は児童委員を介して市町村，都道府県の設置する福祉事務所若しくは児童相談所に通告しなければならない」とされ，発見者に通告の義務があります。

また「配偶者からの暴力の防止及び被害者の保護等に関する法律」第６条によると，「配偶者からの身体に対する暴力を受けている者を発見した者は，その旨を配偶者暴力相談支援センター又は警察官に通報するよう努めなければならない」とされており，配偶者からの暴力に関する通報は努力義務とされています。

この事例において，会社や井上産業医はどう対処すればよかったかを検討していただきたいと思います。

3．面談記録の作成例*1

山田さんの事例について，面談記録の作成例を示します。

以下の面談記録は，山田さんの復職時の産業医面談の場面を想定して作成したものです。細かい部分は事例の記述と異なる点もありますが，POMR 形式の面談記録の参考としてください。

出来事の流れをわかりやすくするため，面談記録には「2016年」など，仮の年を記載しています。なお，これは「面談記録やケース対応の正解」を示すものではありません。面談記録の一例として参考にしてください。

経過やケースの問題点については，前回までの記録と同じであれば省略してかまいませんが，ここでは面談記録の作成例を示すために省略せずに記載しています。

＊1　第２部では，各章の事例それぞれに，POMR 形式の面談記録の作成例を示す。事例のアセスメントや今後の対応計画などは，本人の病状の程度，各職場の状況，事業所の産業保健体制などによって異なる部分も大きく，唯一の正解は存在しない。面談記録の作成例は，あくまでも記録様式の参考事例を示すものであることを踏まえてご活用いただきたい。

2016年９月○日 復職を希望している山田さんとの面談記録の作成例

■経過

- ○○年入社。システム開発，メンテナンスなどの業務に従事。
- ２回離婚歴あり。現在の家族構成は，妻，子ども２人（現在の妻の連れ子）。
- 2015年６月頃より腹痛や下痢を理由に欠勤が始まる。○○大学病院 消化器科を受診し「過敏性大腸炎」の診断。８月頃に症状が改善したため復職。
- しばらく症状・勤務状況は安定していたが，2015年末頃から休暇が増え，翌2016年３月に３週間休業した。家庭内のストレスによる体調不良が疑われたため精神科の受診を勧めたが，本人は受診しなかった。
- 2016年７月から，腹部症状が悪化して再度休業。体調が改善したため８月に一度復職したが，３～４日後に体調を崩して再び出社できなくなったため休業を継続している。８月より精神科への通院を始めた。

■休業歴

（１）2015年６月～８月（２カ月間，過敏性大腸炎）
（２）2016年３月（３週間，過敏性大腸炎）
（３）2016年７月～８月（２カ月間，過敏性大腸炎）
（４）2016年８月～ 現在まで（２カ月間，うつ状態，過敏性大腸炎）

■ケースの問題点（Problem List）

＃１．うつ状態で休業中（2016年８月より）。
＃２．過敏性大腸炎（腹痛・下痢）。
＃３．家庭でのストレスが増えると体調が悪化し，休業を繰り返している。
＃４．離婚の問題による本人の体調悪化のリスク。
＃５．妻の子どもへの暴力があり家庭内のサポートが見込めない。
＃６．実家の父親の病気・介護による本人の体調悪化のリスク。
＃７．家庭でのストレスから逃れるために早めの復職を希望している。

■来談の経緯

休業中の面談（＋途中から鈴木課長も同席）。

■主観的情報（Subjective）

【体調】

体調は悪くない。腹痛・下痢なども落ち着いている。気分も安定してきた。通勤電車にも何度か乗ってみたが大丈夫だった。復職させてほしい。家にいても退屈。仕事に戻ったほうが気が楽。お金の問題からも早く復職したい。朝起きて，家の中で過ごしている。少し散歩や買い物に出ることもある。ウォーキングなど。

【治療状況】

精神科には先月と今月，２回通院した。薬はもらっていない。主治医は「しばらく休んで，体調が良くなったら復職してよい」と話している。診断書はすぐに書いてもらえそう。消化器内科は３カ月に一度通院している。処方内容は今までと同じ。

【家庭内の状況】

妻とは別居を始めた。妻は子どもを連れて実家に戻ったので，今はひとり暮らし。離婚や慰謝料の問題もある。この先はどうなるか，まだわからない。あまり考え過ぎないようにしている。

【大阪の両親の病気】

今は退院しており，母が自宅で父の面倒をみている。父も自分で歩けるようになってきた。

【復職について】

早く復職したい。仕事にはすぐに戻れると思う。あまりブランクが長いと復職しづらくなる。仕事はあまり苦にならない。区切りが良いので来週から復職したい。

【鈴木課長より（途中から同席）】

体調も良さそうなので，早く復職させたい。あまり長く休ませるとスキルが落ちてしまうのが心配。家の問題はいつまで続くかわからない。会社で仕事をしているときは元気だし，仕事ぶりにも特に問題はない。職場では本人の体調を最大限サポートする。これ以上休んでいても，体調は変わらないのではないか。

■客観的情報（Objective）

身なり，服装は清潔でこざっぱりしている。表情・話し方・応答の速さなどに大きな問題はなし。家族の話はあまり話したくなさそうで，口数が少なくなる。

■見立て（Assessment）

【健康面】

- うつ症状，腹部症状（過敏性大腸炎）などは改善している。
- 体調自体は改善しており，職場復帰可能な状況。
- 主治医も復職についてはおおむね許可している。本人が復職の診断書を希望したら書いてくれそう。
- 現時点では家庭内のストレスが落ち着いている。しかし，離婚の問題や実家の両親の健康問題などは今後も続きそう。その影響で体調を崩す恐れも。
- 前回の復職時も，ちょうど，別居や離婚の問題が持ち上がってストレスが増えた時期と重なり，復職して３～４日後から体調を崩して休み始めた。

【就労面】

- 本人は復職を希望している。本人はあまり自覚していないが，仕事に出ることが家庭内のストレスからの逃げ場になっている様子。
- 仕事面でのストレスはあまりなさそうだが，家庭の問題からのストレスが増えると，過敏性大腸炎などが悪化し，勤怠が不安定になっている。
- 上司も早期の復職を希望している。本人にかなり肩入れしている印象。

【生活面】

- 別居中の妻とは離婚の方向で話が進んでいる。詳細については不明だが，問題が長引く可能性がある。
- 実家の父親が脳卒中（詳細不明）で入院治療後，現在は自宅に戻ってリハビリを続けている。母親が介護をしている。ひとりで歩けるようになってきたとのことだが，再発などの恐れもある。状況が変われば，本人の体調や就労にも影響が出るかもしれない。

■対応計画（Plan）

＃１～２．　• 通院を継続することを条件に，職場復帰を可とする。ただし，２週間の慣らし勤務を行い，その間に１日でも欠勤や遅刻があった場合は復職は見送る。

＃３．　• 勤怠不良を繰り返す恐れがあるので，勤怠が悪化したら早めに健康管理室につなげてもらい，病院を受診させる。

＃４～６．• 経過観察。面談で引き続き話を聞き，健康面や就労面への影響の有無を確認する。

■次回予定

出社開始から２週間後（10月半ば）に面談。

■人事担当者への報告

休業後，体調は回復してきており，本人は来週からの復職を希望しています。今は家庭内の問題が少し落ち着いているため，腹部症状や精神症状も改善しています。体調的には，とりあえず復職可能な状況です。ただし，今後また本人のストレスを増えると，体調が悪化して勤怠が不安定になる懸念もあります。復職にあたっては２週間の慣らし勤務を行い，その間に１日でも遅刻をしたり，休んだりしたら復職を見送るなどの対応が必要と考えます。本人との面談後に鈴木課長にも同席いただき，状況をご理解いただいています。

第9章 妄想のため問題行動を繰り返す事例

ケースのねらい

この事例は，妄想症状のため職場や職場外で問題行動を繰り返す従業員と，ある産業医の様子を描いたものである。この事例を通じて，統合失調症の経過と面談のポイント，また，症状の悪化や再燃を防ぐために必要な対応について考えていただきたい。

おもな登場人物

武田さん……………20代後半の男性。大卒。５年前にシステム会社に入社し，システム開発部門でシステム・エンジニアとして勤務している。最近，職場で問題行動が見られるようになった。婚姻歴はなし。実家で両親と同居している。弟は数年前に結婚して家を出ており，隣の市に住んでいる。

山下産業医…………40代半ばの男性。非常勤産業医。メンタルヘルス不調の対応にも慣れている。

武田さんの父親…60代半ば。勤め先を60歳で定年退職し，現在は無職。武田さんの通院や産業医面談に付き添っているが，病気に対する理解はいまひとつ。

鈴木課長……………50代の男性。武田さんが復職したときの職場の上司。のんびりした性格。最初は武田さんをあたたかく迎えていたが，何カ月たっても業務のパフォーマンスが改善しないことを心配している。

設問

問1　この事例において，再発・再休業・退職となってしまったのはなぜだろうか。①健康上の問題，②職場の問題，③プライベートの問題のそれぞれを整理して説明しなさい。

問2　この事例において，武田さんの再発を防ぐために必要なことは何だったろうか。山下産業医は，どの時点で，どのような手を打つべきだったか。

問3　あなたの会社で，この事例のように妄想症状のため問題行動を起こす事例があったとき，適切に治療導入や治療継続を行うには，どのように介入すればよいだろうか。

1．ケース：妄想のため問題行動を繰り返す事例

山下産業医は，主に製造業向けのシステム開発を行うシステム会社の東京事業所の非常勤産業医である。同社は都内に数カ所のオフィスを構え，システム開発，販売，保守などの業務を行っている。従業員数は全体で500人程度である。山下産業医は5年前から月に1回，同社を訪問している。他にも非常勤の保健師が週に2回，EAPカウンセラーが月に1回訪問している。

武田さんは同社のシステム開発部門に勤務する，20代後半の男性社員である。5年前に入社し，主にシステム・エンジニアとして業務をしてきた。勤務成績は平均的で，特にこれといって特徴があるわけでもなく，目立たない社員であった。

しかし，今年の7月頃からひんぱんに遅刻をするようになった。上司が何度注意しても，ニヤニヤするばかりでまったく改善しない。職場でもうつろな表情で独り言を言うようになり，上司との面接でも「周囲の同僚が自分のことをじろじろ見て，ひそひそ笑いをしている」「電車の中でも周囲から見られている」などと話すようになった。

その後，武田さんの行動はますます奇異になっていった。職場で同僚が挨拶をしても返事がなく，急にゴミ箱をけとばし，そのままどこかにいなくなったりする。向かいの席の従業員に鼻をかんだティッシュを丸めて投げつけたり，特に仕事で関わりがない他部署の従業員に，突然「死ね」などと言ったり，急に近づいて羽交い締めにしようとしたり，カッターナイフを振り回しながら歩いたりするなど，問題行動が目立つようになった。

職場の同僚も恐怖を感じ，武田さんに近寄る人はいなくなり，だんだんと孤立するようになった。

人事担当者から山下産業医に相談があったのは，カッターナイフの事件が起きた直後のことだった。山下産業医は，人事担当者から話を聞き，職場での問題行動は妄想症状によるものではないかと考え，統合失調症を念頭において面談をすることにした。

万が一，武田さんが暴れた場合に備え，机を挟んで距離を取って座ることにした。さらに，人事担当者に隣の部屋で待機してもらい，不穏な物音がしたら部屋をのぞいてもらうようお願いした。

面談室に入ってきた武田さんは，少しぼんやりした様子に見えた。ニヤニヤとした表情で「職場で嫌がらせを受けている」などと訴えるが，理解できない話が多く，会話もかみ合わず，話の内容は支離滅裂であった。山下産業医は統合失調症の初発ではないかと考え，職場の安全確保と，本人の早急な治療開始が必要だと判断した。

武田さん自身は，自分が職場で迷惑行為をしているという自覚はなく，周囲から嫌がらせを受けていると信じ込んでいる様子だった。ただ，最近ずっと遅刻が続いていること，また，体調が悪くなっていることは本人も認識していた。

山下産業医は，本人の話を肯定もせず，否定もしないように気をつけながら，「調子がかなり悪いようなので，もっと悪くなる前に病院を受診しましょう」と，「妄想」や「統合失調症」などという言葉を使わずに説明した。

また，他人に危害を加える行為が見られることから，入院治療を行う可能性も考えて，入院施設のある総合病院の精神科を受診してもらうことにした。「明日から３カ月ほど，当面は会社を休んで体調を回復させましょう。紹介状を書きますから，○○病院の精神科を受診してください」と伝え，本人の同意を得た。

面談後，人事担当者にも「しばらく会社を休ませたほうがいいですね」と伝え，休業の準備をしてもらうことにした。武田さんは実家暮らしであったため，人事担当者から武田さんの家族にも電話で状況を伝えてもらい，確実に病院を受診してもらうよう念を押した。

■ この時点での面談記録のサンプルを３．に掲載しています。

その後，武田さんは自宅療養を始め，精神科を受診したが，入院治療とはならず，外来での通院を続けていた。産業医とは毎月面談を行って治療経過を確認している。ニヤニヤ笑いや暴力性などの症状は少しずつ改善しているようだった。

本人の体調はなかなか改善せず，武田さんが休業を始めてから，すでに半年近くが過ぎていた。この頃から主治医のすすめでリハビリ施設の職業訓練にも通うようになった。物品の製造，検品，販売，簡単な経理作業などを行っているとのことであった。

リハビリ施設の中の人間関係については，妄想のような症状は起きていないようだった。しかし，過去の職場での「咳払い」や「嫌がらせ」などについては，「実際にあった」と述べていた。ただ，そのことに対する強い感情などはなくなり，凶暴性や暴力性などもみられなくなった。１カ月後には，ほぼ毎日リハビリ施設に通うようになった。リハビリ施設の担当者の話では，人間関係も良好で，積極的に作業を行っているとのことであった。

山下産業医は，治療により症状が改善していると考え，復職の調整を始めることにした。しかし，以前の問題行動については，多くの従業員が恐怖を感じているため，人事担当者とも相談し，武田さんの話があまり伝わっていない都内の別のオフィスに異動させることになった。

新しく武田さんの上司となる鈴木課長も交えて，復職後の業務についても検討を行った。また，リハビリ施設の担当者に来社してもらって，武田さんの様子を説明してもらい，武田さんと鈴木課長の面談も何度か繰り返した。

山下産業医は鈴木課長に，統合失調症の患者が復職するときの留意点を説明した。特に，武田さんの現在の様子について，「動作が緩慢」「複雑なことが苦手」「臨機応変に判断することが苦手」などの状態がみられるため，最初は，勤務時間は固定とし，残業は行わないこと，負荷が比較的軽い業務を与えること，指示は具体的に行い，一度にたくさん内容を伝え過ぎないこと，期日や作業内容の急な変更は行わないことなどを伝えた。

以前の職場でみられた問題行動のことは，鈴木課長も耳にしていたが，実際にその場面を目にしたことはなく，また，現在の武田さんはおとなしい印象だったため，復職にあたってはあまり心配していない様子だった。復職後は経理伝票の処理など，定型的な事務作業を行うことになった。

その後，主治医より「復職可能」の診断書が提出され，武田さんは10カ月ぶりに職場に復職した。

復職後も毎月，産業医面談を続けていたが，遅刻することもなく，定時出社・定時退社の日々が続いていた。面談時の表情や応答は以前よりも自然な印象となっていた。しかし「調子はどう？」とたずねても，少し考え込んでから「ぼちぼちです」と回答するなど，応答に時間がかかる様子がみられた。

山下産業医は，症状の再燃を防ぐためには通院と服薬を続けることが必要と考え，面談のたびに「病院には通っているの？」「薬をどのくらい飲んでいるの？」とたずねるようにし，通院と服薬を続けるよう，毎回，念を押していた。

しばらくは特に問題なく経過していたが，復職してからから半年が過ぎた頃，鈴木課長から「最近，武田さんの様子が変だ」という連絡が入った。「少し前から，遅刻をするようになったんです。最近では，体調が悪いからと会社を休むこともあるんです。依頼しておいた仕事も，手つかずのまま放っておいてしまったり，病気がまた悪くなっているのではないかと心配です」

本人と産業医面談を行ったところ，「睡眠には問題はないが，夜にメールを書いたり，SNSにメッセージを書いたりして，寝る時間が遅くなることがある。趣味で参加している合唱サークルの準備などで，遅くまで起きていることもある」とのことだった。また，通院は続けていると話しているが，本人の自己申告であるため，実際のところはわからなかった。

山下産業医は武田さんの様子をみて，職場の就労パフォーマンスや勤怠が悪化していることから，病状が変化しており，主治医にこの情報を伝えたほうがよいと判断した。そこで主治医あてに「最近，睡眠リズムが崩れており，遅刻が増え，集中力も欠け，作業効率が落ちている」という内容の診療情報提供書を作成し，本人に手渡した。

また，武田さんには「夜更かしをしがちな生活が続いているため，規則正しい生活を行うように」と指導を行った。

しかし，翌月になっても，武田さんの遅刻や欠勤は改善しなかった。仕事のパフォーマンスもむしろ悪化しており，１週間くらいで終わるような簡単な仕事に１カ月も２カ月もかかってしまう。先日などは，鈴木課長が資料の片付けを指示したところ，ただ単に別の場所に移動しただけで，山積みになったまま放置されているという状況であった。鈴木課長も，周囲の従業員も，だんだん武田さんにどのように接すればよいかわからなくなってきた。

産業医面談のときも，話のまとまりがなくなっている様子がみられた。「プライベートでいろいろあって……」「合唱サークルの女性と付き合っていて……その人が別の人とデートをしていて，そういう関係ではないと話していたが，その人は私のことを諦めてくださいという……」「同窓会があって，女性を口説くような流れになって，自分が選ばれた……」など，話の内容は支離滅裂で，恋愛妄想のような話もあった。応答にも以前より時間がかかるようになっており，廊下の足音など，ちょっとした物音にいちいち振り返る様子も見られた。

山下産業医は，主治医が病状を把握しておらず，治療がうまくいっていないと考えて，人事担当者から家族に連絡を取ってもらい，病院への付き添いをお願いするよう伝えた。治療の継続を確実にするためにも，家族とも話をしておいたほうが望ましいと考え，次回の面談のときには家族にも同席してもらうよう依頼した。

そして１カ月後，武田さんと父親と産業医とで面談を行った。本人はさらに応答が鈍くなっており，ときおり「眠ろうとすれば眠れるけれど……うーん」と，質問に答えられず頭を抱えてしまう様子もみられた。

ところが，合唱サークルの話題になると，本人は急に冗舌になり「前に話した件ですが，サークルの女性には，そのことを言うとショックを受けると思ったので言っていません。だんだんその女性とうまくいかなくなり……彼女の出る大会に行ったときに，別の出演者と仲良くなっているようです。SNS でやりとりすると寝るのが遅くなって眠れないんです」など，支離滅裂な話をしていた。

産業医から「主治医の先生は何と言っているの？」とたずねたところ，「実は，今年の１月から通院しておらず，薬も飲んでいない」と話した。ちょうど，職場での様子がおかしくなり，遅刻などが始まった時期であった。

武田さんの父親は60代の白髪の男性だった。家での様子をたずねたところ，「睡眠が足りていないので，寝坊をしてしまうのかもしれません。両親と同居しているので，親に甘えているところもあるのかも」などと，病気についてあまり深刻には考えていない様子だった。産業医から，通院や服薬が途切れてしまうと，以前のような症状が再燃する危険があり，会社を休職しなければいけないと説明しても，しっかりした返事は得られず，どこまで理解しているかはよくわからなかった。

産業医は，改めて，本人と父親に病院の受診を指示した。休業させたほうがよいかもしれないとは思ったが，通院を再開すると症状は落ち着くかもしれないと考え，面談後に人事担当者とも相談して，しばらく様子をみることになった。

それから１カ月が過ぎた頃，武田さんが通っているという合唱サークルから会社に連絡があった。合唱サークルの女性が，武田さんのストーカー行為に困っているので，やめさせてほしいとの要望であった。脅迫まがいのメールや，プレゼントなどの贈物が大量に送られてきて困っている，という話だった。SNSや彼女のブログなどでも粘着され，大量のメッセージやコメントが毎日のように書き込まれている。警察にも届け出ているらしい。また，以前，同じサークルの別の女性にも，ストーカー行為をしていたことがあるとのことであった。

人事担当者からその話を聞いた山下産業医は，武田さんが最近ずっと話していた「合唱サークルの話」や「夜にSNSをみて夜更かしをしている話」などが，このことであったと気がついた。職場での暴言や暴力行為などはなくなっていたが，プライベートでは問題行動が生じていたようだ。

人事担当者の話によると，社内で検討した結果，この件については，武田さんがプライベートで起こした問題であり，会社は関与しないという姿勢で対応することになったという。また，職場でもまったく仕事ができない状況が続いているため，もう一度休職させてはどうかという話も出ている。もし，病状が今後も改善しないなら，退職してもらうことも視野に入れたいとのことであった。そこで武田さんの産業医面談を行い，病状を確認したうえで休職させることになった。

面談には，武田さん本人，武田さんの父親の他に，人事担当者も同席した。産業医から調子はどうかとたずねたところ，「最近，ちょっと寝坊してしまって」と返事があった。理由をたずねると，しばらく黙り込んだあと，「……インターネット」とぽつりと答えた。通院や服薬についてたずねたところ，まだ受診はしておらず，薬も飲んでいないとのことだった。

人事担当者が「実は，会社にこういう苦情が届いていて」と，例のストーカー事件のことを話すと，本人は急に怒りだし「そんなのはウソだ」と，イライラした様子をみせた。

産業医からは「通院を再開して，主治医の先生から許可が出るまでは会社を休むように」伝えた。改めて，産業医から主治医に診療情報提供書を作成し，「明日，必ず父親と一緒に病院を受診するように」と念を押した。本人はしぶしぶ納得した様子だった。

その月の下旬から，武田さんは再び自宅療養をすることになった。休業後も，毎月，本人と父親同伴での産業医面談を続け，治療の様子などを確認した。ようやく病院の受診を再開したようで，父親も，自宅での様子について「落ち着いてきた」「調子は良さそう」などと話している。しかし，本人の反応は鈍く，以前よりもぼんやりとした印象がみられた。また，病識は薄く「そもそも体調が悪くなったのは，職場での嫌がらせや咳払いなどが原因だ」などと話をしたり，「弁護士にも相談している」などと言ったりするなど，妄想症状が悪化している様子だった。

休職から３カ月が過ぎると，主治医のすすめで図書館に通ったり，散歩をしたりできるようになっていた。しかし，会社や合唱サークルなどに対する妄想的な考えは相変わらずで，応答の鈍さや，話のまとまりのなさなども改善していなかった。事実認識や記憶力も悪くなっているようで，面談のたびに記憶違いがあり，そのことを指摘すると，「そんなことは自分は言っていない」とか，「そんな話は聞いていない」など，イライラした態度をみせるようになった。

また「結局，産業医の先生は会社側ですからね」「その件については弁護士に相談しています」「会社のせいで調子が悪くなったのだから，復職はさせていただこうと思います」など，疑った様子で相手をにらみつけるような場面もみられるようになった。ブツブツと独り言をいったり，何もないのにニヤニヤ笑ったりする様子もみられた。

主治医からどんな病気だと言われているかとたずねたところ，「統合失調症だと言われている」と答えるが，病気の特徴を理解しているかと質問すると黙り込んでしまい，返事はなかった。

父親は，そんな武田さんの様子を目の当たりにしながらも，「普段の様子は落ち着いているようです。通院に付き添ったときも，主治医の先生からも良好な印象を受けました」などと話しており，病状をあまり深刻には考えていない様子だった。

山下産業医は，本人の病状がなかなか回復していないことを心配していた。本人には病識がなく，また，事実認識が会社と本人との間で大きく食い違っている。会社に対する妄想的な考えも相変わらず続いている。会社は「本人の病状が十分に回復しておらず，仕事をさせられる状態ではない」と考えているが，このままでは，本人がそれを理解することは難しいだろう。父親も，事態の深刻さをいまひとつ理解していないようにみえる。通院や服薬は続けているようだが……。

年が明けて，休職期間の満了まで残り３カ月となった。武田さんの病状はあまり改善しておらず，このままでは退職となるだろうと思われた。そこで，関係者の事実認識をすり合わせ，後日「言った，言わない」のトラブルになるのを避けるため，人事部長，総務部長，上司，産業医，人事担当者，武田さん，さらに，武田さんの父親，母親と面談を行うことになった。

本人はこの頃，リハビリ施設に週２日通っていた。しかし，書類を封筒につめるといった，ごく単純な作業しか行えていなかった。応答も鈍く，ぼんやりしており，話し始めるまで時間がかかる様子がみられた。生活記録表を記入し，面談時に持ってくるよう指示をしていたが，「あわてていたので忘れてしまった」とのことであった。

また，「そもそも自分が調子を崩したのは，職場で嫌がらせを受けたからだ」「復職できないのは産業医が邪魔をしているからだ」などと，いつもの主張を繰り返すばかりであった。

結局，人事部長から「施設でやっているような軽い作業は，会社の中にはないため，このままでは復職することは難しい。休職の満了までに回復していなければ退職になる」と伝え，面談は終了した。

休職満了を１カ月後に控えた頃，武田さんから「復職可能」と書かれた主治医の診断書が届いた。しかし，社内での協議の結果，体調が十分に改善しておらず就業できる状況ではないとの結論で，武田さんは翌月末，休職期間の満了により退職した。

２．解説

（1）この事例における問題点――問１のヒント

この事例では，20代で統合失調症を発症した男性が，休職を繰り返しながらだんだん症状が悪化している様子が描かれています。統合失調症は，幻覚や妄想が現れたり，思考がまとまらなくなったりする陽性症状と，感情表現が乏しくなったり，意欲や気力が低下したりする陰性症状を特徴とする病気です。治療を継続することが何よりも重要ですが，病識に乏しいことがあり，治療導入や治療継続が困難なケースもあります。

病気の症状により，勤怠や就労パフォーマンスの悪化のほか，職場での問題行動が起きることがあり，周囲の従業員の不安感が復職の調整の妨げとなることもあります。また，統合失調症は治療によって治る（症状がコントロールできる）病気ですが，山下産業医が整理していたような後遺症を残すことがあり，復職後の業務の調整が必要となる場合もあります。

この事例では，武田さんが統合失調症を発症し，治療を開始してから一度は症状が改善しており，簡単な経理処理の業務に復職しています。しかし，その後，通院と服薬を中断したことが原因で症状が再燃しました。プライベートでの恋愛妄想からストーカー事件を起こしており，夜更かしから寝不足となり，遅刻など勤怠の異常も出てきました。また，病状の再燃に伴い，就労能力の低下も著しく，職場での業務パフォーマンスも低下しています。

治療の継続には家族の協力が欠かせません。この事例では武田さんの父親が登場し，毎月，産業医面談にも同席しています。しかし，父親の病気への理解は不十分なようにみえます。

しかし，統合失調症の患者を抱える家族も，本人の症状に対して，不安や誤解を抱いていることが多いのです。陽性症状に対しては「何を言っているのかわからない」「何をしでかすかわからない」という不安が強く，家族もどう対処してよいかわからず，混乱していたり，疲弊していたりすることがあります。また，陰性症状に対しては，本人が甘えているだけだとか，やる気がないだけだと考えていることもあります。統合失調症がどのような病気であり，治療を継続することが大切であるということを，家族に理解してもらうことが重要です。産業保健スタッフは，そうした状況を察したときには，主治医に相談するよう促したり，産業医からの診療情報提供書などで主治医に状況を伝えたりするとよいでしょう。また，医療機関のなかには，家族向けの相談会や学習会などを行っているところもあります。

（2）再燃・再発を防ぐための手立て――問2のヒント

病院を受診させ，治療を継続してもらうことが第一です。家族に付き添ってもらったり，上司に受診結果を確認してもらったり，「確実に受診してもらう」「確実に通院してもらう」ことが重要となります。今回は非常勤産業医，非常勤保健師しかいない事業場でしたが，もう少しこまめに受診状況を確認できれば，早めの回復につながった可能性があります。

また，復職後の勤怠や業務パフォーマンスが悪化していたときに，もっと早めに再休職させるべきだったかという問題もあります。通院を再開すれば，症状が改善するかもしれない，と産業医が判断しています。この時点で，早めに休職させるべきだったかについては，意見が分かれるかもしれません。病状だけでなく，「職場がどのような状況か」を把握することも，判断の重要な材料です。武田さんにお願いする業務がなくなってきており，周囲からの信頼もなくなってきているようであれば，休職させることをより積極的に考えてもよいかもしれません。

関係妄想や攻撃性などがみられているうちは復職させることは難しいでしょう。ただ，この武田さんの事例のように，薬物治療を行っても，症状がすべて改善するということは難しく，何らかの症状が残存することはよくあります。睡眠や外出などの生活リズムが安定し，毎日の出社や労働に耐えられる体力が回復しているかどうか，また，本人の就労能力の低下に応じた業務が用意できるかどうかが，復職を調整するときの目安となります。

初回の治療の際，山下産業医は入院治療の可能性も念頭に入れ，入院施設のある精神科を紹介しています。しかし，入院となるかどうかは，診察時の本人の様子，主治医の考え方，病院の方針，家族の考え方などによって左右されます。「精神科に入院する」ということに抵抗を感じる家族も多く，「精神科に入院させてしまった」という本人に対する罪悪感や，世間体の悪さなどを気にしてしまい，早期の退院を希望する家族もいます。

（3）このような事例に対して，どう治療導入・治療継続をはかるか——問3のヒント

自分だけで服薬や通院を続けることが難しい場合には，家族の協力が必要です。今回は家族が同居していましたが，ひとり暮らしなどの場合で，治療や服薬がうまく継続できない場合には，家族の協力を得て治療をしてもらうことも検討が必要です。会社から，家族に連絡を取り，事情を説明しなければなりません。家族に連絡を取ることに対しては，本人の同意が得られないこともありますが，そのまま様子をみていても，治療がうまくいかなければ，症状はますます重くなります。「本人の健康を守るため」という，個人情報保護の同意取得の例外にならって対応するしかありません。

3．面談記録の作成例

武田さんの事例について，面談記録の作成例を示します。

以下の面談記録は，武田さんの初回の産業医面談の場面を想定して作成したものです。

細かい部分は事例の記述と異なる点もありますが，POMR 形式の面談記録の参考としてください。また，出来事の流れをわかりやすくするた

め，面談記録には「2019年」など，仮の年を記載しています。なお，これは「面談記録やケース対応の正解」を示すものではありません。面談記録の一例として参考にしてください。

2019年9月○日 武田さんとの初回面談の記録の作成例

■経過

- 2014年入社。システムエンジニアとして勤務。
- 2019年7月から遅刻が目立つようになり，独り言をいったり，「周囲から見られている」などと話したりするようになる。ゴミ箱を蹴飛ばしたり，「死ね」などと暴言を吐いたりする。
- 2019年9月○日，近くで立ち話をしていた○○部の社員を突然羽交い締めにする。9月○日，カッターナイフを振り回しながら歩いたりするなどの行動がみられた。

■ケースの問題点（Problem List）

＃1．妄想症状（周囲に監視されている）。
＃2．同僚に危害を与えるおそれのある行動。
＃3．職場での奇異な言動。
＃4．イライラ，不安，不眠などの症状。
＃5．病院を確実に受診させる必要がある。
＃6．周囲が不安に感じている。

■来談の経緯

人事担当者・上司の依頼で本人と面談。

■主観的情報（Subjective）

【本人の話】

職場で嫌がらせを受けており，電車の中でも自分のことを見ている人がいる。ストーカーかもしれない。わからないようにして，こっちを見ている。注意しても知らんぷりをする。自分のことを話したり，笑ったりしている。

職場の中でも，周囲の人が自分のことを監視している。自分の部署と全然関係のない○○部や○○部の人がわざわざやってきて，不自然に立ち話をする。電話をかけている。以前に○○さんが○○のプロジェクトでは，自分のことを褒めてくれた。なので，○○さんや，○○会社の○○部長とも付き合いがある（その後も支離滅裂な話が続く）。

【先日の出来事について】

カッターナイフは危ないと上司から注意を受けた。疲れているのではないかと言われて，産業医の面談を受けるようにと言われた。

【体調について】

最近は……良くない。（気分が落ち着かない？　という質問に対して）そうだ。（夜は寝られる？）あまり。（食欲は？）ある。（集中力は？）……。

【治療について】

今まで精神科の病院にかかったことはない。（家族歴は？）わからない。

【本人への説明】

（いろいろなことがあって疲れがたまっていて，ずいぶん調子が悪いみたいなので，病院を受診しましょう。当面は体を休めて，体調を回復させましょう。病院に紹介状を書きますので，持っていってください。ひとりで受診できるか心配なので，家族にも連絡します。一緒に受診してください，と伝えたところ）はい。

■客観的情報（Objective）

会話が噛み合わず，質問と関係のない話をずっと続ける。話題と関係なくニヤニヤとした表情を浮かべている。

■見立て（Assessment）

【健康面】

- 周りに監視されているという妄想がみられる。統合失調症の発症が疑われる。他人を傷つけかねない行動もみられている。精神科での治療と自宅療養が必要。入院の可能性もあるかもしれない。
- 本人は病院の受診や休業にはあまり抵抗を示していない様子。
- ひとりで受診できない可能性もあるため，紹介状を発行したうえで，人事部から家族に連絡を取ってもらい，状況を説明して病院を確実に受診してもらうようにする。

【就労面】
- 体調が回復するまでは，休業が必要。

【生活面】
- 自宅療養してもらうこと，病院の受診や治療の継続が必要なことなどに，家族の理解と協力を得る必要がある。人事部から家族に連絡してもらって対応する。

■対応計画（Plan）（ケースの問題点に対応）

＃１～４．
- 自宅療養と医療機関の受診を指示。
- ○○病院精神科に紹介状を作成。

＃５．
- 人事担当者に家族と連絡を取り，病院を確実に受診してもらうようにする。
- 受診結果を人事担当者経由で確認する。

＃６．
- こうした言動は病気の影響であることを人事担当者に説明。
- 必要であれば上司や人事担当者から職場にも説明してもらう。
- 不安に思っている同僚などがいれば相談にきてもらう。

■次回予定

１カ月後。

■人事担当者への報告

人事部・職場から相談を受けて，本日，産業医面談を実施しました。周囲に監視されているという妄想の症状がみられており，病院での治療と，体調が回復するまでは自宅療養が必要です。今日～明日からでも自宅療養させてください。また，確実に病院を受診してもらうため，人事部からご家族に連絡を取り，病院に付き添ってもらうなどしてください。

ご本人には「いろいろなことがあって疲れがたまっていて，ずいぶん調子が悪いみたいなので，病院を受診しましょう。当面は体を休めて，体調を回復させましょう。病院に紹介状を書きますので，持っていってください。ひとりで受診できるか心配なので，家族にも連絡します。一緒に受診してください」と説明しています。

第10章 休業中にたびたび連絡が取れなくなる事例

ケースのねらい

この事例は，メンタルヘルス不調にて休業中の従業員と，たびたび連絡が取れなくなる場面を描いたものである。この事例を通じて，休業中の連絡の取り方，また，連絡が取れなくなったとき対応について考えていただきたい。

おもな登場人物

近藤さん………30代後半の男性。大手企業の本社のシステム部門勤務。独身，ひとり暮らし。

望月産業医…同社に非常勤の産業医，月 2 回来社。

石井保健師…同社に常勤の産業保健スタッフ。

設問

問 1　休業中に，近藤さんとたびたび連絡が取れなくなっている。近藤さんがこうした行動を繰り返しているのはなぜだろうか。①健康上の問題，②職場の問題，③プライベートの問題のそれぞれを整理して説明しなさい。

問 2　この事例では，本人が事実と異なる発言をしており，結果的に半年以上適切な治療を受けていないことが判明した。このような事態が起きないようにするには，どうすればよかったか。

問 3　自分が担当している事業所でこのような事例があったとき，産業保健スタッフ・人事担当者・上司などが連携して対応するには，どうすればよいだろうか。

1. ケース：休業中にたびたび連絡が取れなくなる事例

近藤さんは，大手電機メーカーの情報システム部門に勤務する30代後半の男性だ。近藤さんは都内にある本社事業所に勤務している。近藤さんは社内で用いるITシステムを管理する部署に所属しており，主に，営業部門が用いるシステムの担当をしていた。

この会社では，以前は多くのシステムを内製化していたが，最近では外部の開発会社に開発を委託したり，パッケージソフトを導入したりするケースが増えてきている。それに伴い，情報システム部門では，営業部門と外部の開発会社との橋渡しをするような業務が増えていた。

近藤さんの仕事はほとんどがデスクワークで，社内で動いているシステムのメンテナンスや，ユーザーからの問い合わせ対応などを行っている。トラブル対応のために帰宅が遅くなることもあったが，ふだんの残業はさほど多くなく，10時に出社して19時30分頃に退社するという生活が続いていた。

本社事業所には約500名の従業員が勤務しており，常勤の石井保健師が産業保健スタッフとして勤務している。また，望月産業医が月に2回，1回あたり2時間来社して従業員との面談などを行っている。

ある年の秋，近藤さんはチームリーダーの役割をアサインされた。チームリーダーというのは，担当するシステムのトラブル対応や問い合わせ対応をすべて管理し，メンバーのサポートなども行う役割だ。近藤さんは営業系のシステムに精通していたため，チームリーダーとしての業務も大きな問題なくこなしているようにみえた。

しかし，その翌年の11月頃から，近藤さんの体調に変化が起き始めた。最初は，朝，起きたときに，上腹部の違和感や不快感，吐き気などの症状が出てきた。出社してしまえば午前中には症状は治まる。市販の胃薬を飲んでいたものの，症状はなかなか良くならず，吐き気の他に，下痢をしたり，微熱が出たりすることもあった。

近くの内科クリニックを受診したところ，最初は胃腸炎と診断されていたが，症状が改善せず二度，三度と受診しているうちに「ストレスからくる胃腸症状かもしれないね」と言われ，心療内科の受診をすすめられた。

12月には，体調不良で会社を休むことも増えており，上司からも「大丈夫？　無理をしないで，体調が悪いと思ったらしっかり休むように」と声をかけられるようになった。会社を休んで家でおとなしくしていると，昼過ぎにはだいぶ症状も落ち着き，夕方頃には少し元気が出てくる。しかし，翌朝になると，吐き気や腹部の不快感などの症状が強くなってくる。がんばって会社に行こうと準備をしていると，だんだんと体が重くなり，出社する気力がなくなり，結局は休んでしまうということが増えた。

夜になると「明日の朝はちゃんと会社に行けるだろうか」「今日はきちんと寝られるだろうか」ということが気になって，寝つきも良くない。休みの日数が増えてしまって，年次有給休暇も残りわずかになってしまい，近藤さんはますます焦ってしまった。

年が明けた１月，近藤さんは心療内科を受診し，主治医のすすめでしばらく会社を休むことになった。「自律神経失調症にて自宅療養を要する」という診断書を職場に提出したところ，上司からは「無理をせずゆっくり休みなさい」と連絡があった。

石井保健師は，人事部から近藤さんが休み始めたという連絡を受けた。会社に出てきて面談を行うのは難しそうだったため，当面は電話で様子を聞いてみることにした。あらかじめ伝えておいた日時に，石井保健師は近藤さんに電話をかけた。

「もしもし，近藤さんですか？　健康管理室の石井です。今，お時間よろしいですか？」

すると受話器の向こうからは，「はい，大丈夫です」と，近藤さんの元気のなさそうな声が聞こえてきた。

近藤さんの話では，最近は不眠症状がひどくて，完全に昼夜が逆転してしまっているそうだ。疲れが抜けず，家でずっと横になって寝ているという。昨年秋頃から，朝起きたときに吐き気がするようになり，最初は内科を受診して治療していたが，年末からは体が重くなって，会社に行く気力が出なくなり，出社できなくなったと話した。

仕事面では，これまでは１人で進められる仕事が多かったが，チームリーダーになってからは，いろいろな人にお願いしたり，確認したりせねばならず，そういう仕事は苦手だったと話した。相手の仕事を邪魔してしまうのではと気を使っているうちに，苦手な仕事が後回しになり，仕事がどんどんたまってしまった。また，職場の中で，口調が荒い人が何人かいて，その人たちとうまく関わるにはどうしようかと考えているうちに，だんだんつらくなったそうだ。

近藤さんの声は小さく，抑揚の無い声でぽつりぽつりと話していた。石井保健師は「また１カ月後にお電話しますね」と約束して電話を切った。

後日，石井保健師は近藤さんの上司と会い，話を聞くことになった。上司の話では，近藤さんはとても真面目な性格で，仕事を頼まれるとイヤとは言えず引き受けてしまうところがあったという。また，自分一人で完結する仕事は問題なく進められるが，他の人と協力して作業を進めるのが苦手で，まわりに遠慮して仕事をため込んでしまったり，自分の考えだけで先に進めてしまい，その結果，プロジェクトが予定よりも遅れてしまうことがあった，と教えてくれた。

職場ではあまり口数の多いほうではないが，ここ１カ月ほどはさらに静かになり，元気もない様子だったと話していた。

「以前からぽつぽつと休みが増えていたので，心配していたのですが，本人に話を聞いても『大丈夫です』としか言わないので，それ以上は何も言えずに様子をみていたんです」

翌月，石井保健師が近藤さんに電話面談の予定を連絡しても，近藤さんから返事はなかった。電話をかけても留守番電話になるだけで，「メールでも電話でもいいので連絡をください」と留守番電話に吹き込んでも，返事はこない。

「心配だけど，たまたま調子が悪くて返事ができないのかな。１～２週間してまた電話をかけてみることにしましょう」

石井保健師はしばらく様子をみることにしたが，２週間たっても３週間たっても，近藤さんからの連絡はなかった。メールや電話で連絡をしても一切の返事がない。産業医や人事担当者にも状況を共有し，「心配だ」「どうしようか」と話をしていたが，なかなかよい解決策は浮かばなかった。

近藤さんは独身で一人暮らしだ。地元には高齢の両親が住んでいるが兄弟はいない。実家の両親の連絡先は人事部で把握しているが，両親にいきなり電話をかけても大丈夫だろうか。

社内でいろいろ相談した結果，「近藤さんにもう一度連絡を取ってみて，それでも返事がなかったら，人事担当者と石井保健師とで近藤さんの自宅を訪問しよう」ということになった。

近藤さんが休業を始めて３カ月がたとうとしていたが，本人と連絡が取れない状況が続いていた。そこで，石井保健師と人事担当者が，近藤さんの自宅を訪問することになった。

近藤さんの自宅はマンションの一室で，新聞受けにも新聞などはたまっている様子はなかった。チャイムを鳴らすと，幸いにも近藤さんは在宅だったようで，寝間着のまま玄関に出てきてくれた。あまり体調が良いようには見えなかったが，家の中は，男性のひとり暮らしにしてはさほど乱雑ではなく，むしろ，物が少ない印象だった。

石井保健師と人事担当者は，近藤さんとしばらく話をした。体調は，休み始めたときとあまり変わらず，近所に少し買い物にでかけることもあるが，それ以外は，日中ほとんど家の中で過ごしているとのことだった。石井保健師は近藤さんに実家に戻っての療養をすすめたが，近藤さんはあまり乗り気ではなく「主治医と相談してみる」と話した。

会社と連絡が取れなかった件については「調子が悪く，電話にはほとんど出られず，留守番電話も確認していない。メールもほとんど見ていない」とのことだった。人事担当者からは「会社からの連絡には，メールでいいので返信をすること。また，今後も電話での面談を続けること」という提案があり，近藤さんも了承してくれた。

この時点での面談記録のサンプルを３．に掲載しています。

それからしばらくの間は，近藤さんと連絡が取れるようになり，毎月，石井保健師や産業医が近藤さんと電話で面談を続けたが，体調や生活の状況はあまり変わっていないようだった。産業医から実家で療養することをすすめても，近藤さんは「今度，実家に電話してみる」と言うだけで，はっきりした返事はなかった。

前回の家庭訪問から３カ月ほどすると，また近藤さんとの連絡が途絶えるようになった。しばらくして，石井保健師と人事担当者は近藤さんの自宅に二度目の訪問を行った。今回も本人は自宅にいたため，少し話をすることができた。

近藤さんは「少し体調は良くなってきた」と話していた。主治医からは「あまり無理をせず焦らないように」言われているそうだ。生活リズムについてたずねたところ，毎日８時頃に起床し，日中はTVを見たり，読書をしたりして家の中で過ごすことが多く，買い物や散歩に出るのは２日に一度くらいだという。夜１時ごろに布団に入るとのことだった。

石井保健師が「実家で療養する件はどうなりましたか」とたずねたが，近藤さんは「両親とはまだ相談できていない」と話していた。石井保健師と人事担当者は，会社からの連絡には返事をするように改めて念を押し，近藤さん宅を後にした。

自宅訪問をした翌月は，近藤さんとも連絡がとれたので，産業医と電話で面談を実施できたが，その翌月から，また近藤さんと連絡が取れなくなった。今度ばかりは人事担当者も石井保健師も心配になり，実家の両親に連絡を取ることにした。

石井保健師が近藤さんの実家の母親に電話をしたところ，近藤さんが病気になったことも，会社を休んでいることも，両親は知らなかった。それどころか，ここ半年ほど，話をしていないという。

その後，両親に近藤さんの自宅を訪問してもらった結果，近藤さんは実家に戻って療養することになったが，さらに驚いたことに，実はここ数カ月間，近藤さんは病院を受診できていないこともわかった。そういえば，近藤さんの病気休暇の診断書は，休業開始時に提出されたきりだった。

2．解説

（1）この事例における問題点——問1のヒント

この事例における問題点を整理すると，まず，近藤さんは，チームリーダーになってから職場での業務内容が変わり，他の人と連携しながら仕事を進めるという自分の苦手な業務が増え，その結果，仕事がうまく進められなくなり，ストレスから体調を崩すようになりました。朝方の吐き気や下痢などの身体症状がメインでしたが，気分の落ち込み，不眠症状，意欲の低下などの抑うつ症状も出ているようです。

最初は近くの内科クリニックで胃腸炎と診断されて治療をしていましたが，その後，精神科クリニックを受診して治療を受けています。近藤さんは独身でひとり暮らしをしていますが，会社を休んでからは，体調が悪くてあまり外出できていないなど，回復の状況も思わしくありません。

職場の問題としては，休業中の近藤さんと連絡が取れないため，体調・受診状況・生活状況などをきちんと確認できない状況が続いています。石井保健師や人事担当者が，近藤さんの自宅を何度か訪問しています。近藤さんは，実は通院を中断していたのですが，そのことが判明するのは，実家に連絡して家族が近藤さん宅を訪問して以降のことです。休業してから半年以上が経過していますが，近藤さんから診断書が提出されることはありませんでした。近藤さんと連絡が取れないという問題の影に隠れてしまい，診断書についての確認や連絡がおろそかになっていたようです。

プライベートの問題としては，独身・独居であるため，今回の事例のように病気で自宅療養をしている従業員と連絡が取りづらくなったり，治療が順調でないときに，実家の家族にどう連絡を取るか，という問題があります。このケースでは，会社は近藤さんの実家の連絡先を把握していましたが，どのタイミングで連絡を取るか，決めかねていたようです。

（2）連絡がつかないときに生じる問題点——問2のヒント

休業中の労働者と連絡がつかない場合，または，連絡を取っていない場合，事業所としては，労働者が治療に専念できているのかどうか，健康状態が快方に向かっているかどうかを把握することができません。また，休業中の本人の不安を軽減するための適切な情報提供や相談対応を行うこともできません。その結果，病状の回復が遅れたり，復職支援の対応を適切に進めることが難しくなったりする可能性があります。

厚生労働省の「心の健康問題により休業した労働者の職場復帰支援の手引き」（平成24年改定）には，「病気休業期間中の労働者の安心感の醸成のための対応」として，「病気休業期間中においても，休業者に接触することが望ましい結果をもたらすこともある」という記載があります。

従業員に対して，復職できるかどうかの不安，今後のキャリアなどで本人が不安に感じていることについて，十分な情報を提供したり，不安や悩みを相談できる場を設けたりすることが重要とされています。

（3）このような事例に対してどう対応するか——問2・問3のヒント

休業中の労働者との連絡の取り方，方法，頻度，また，本人と連絡がつかなくなったときの対応などについて，休業を開始するときに決めておくとよいです。

たとえば，本人の連絡先の他に，家族や実家の緊急連絡先を確認しておきます。その際に「本人からの返事がないなど，1週間以上連絡が取れないときには，緊急連絡先に連絡を入れる」ということを本人に伝えておけば，連絡がつかなくなったときに速やかに行動できます。どのタイミングで自宅を訪問するかについても，あらかじめ事業所の担当者と話し合って決めておきます。

また，休業中の診断書の提出についても一定のルールを設けておきます。たとえば「休業期間中は，最低でも3カ月に1回は診断書の提出を求める」などの目安を設けておくと対応しやすくなります。

3．面談記録の作成例

近藤さんの事例について，面談記録の作成例を示します。

以下の面談記録は，近藤さんの１回目の家庭訪問の場面を想定して作成したものです。細かい部分は事例の記述と異なる点もありますが，POMR形式の面談記録の参考としてください。

出来事の流れをわかりやすくするため，面談記録には「2018年」など，仮の年を記載しています。なお，これは「面談記録やケース対応の正解」を示すものではありません。面談記録の一例として参考にしてください。

経過やケースの問題点については，前回までの記録と同じであれば省略してかまいませんが，ここでは面談記録の作成例を示すために省略せずに記載しています。

2018年４月○日 近藤さんとの１回目の家庭訪問の際の記録の作成例

■経過

- 2016年11月　チームリーダーにアサインされた。
- 2017年11月頃から体調不良（吐き気，腹部不快感）などが出現。12月頃から会社を休むことが増えた。近医内科で胃腸炎と診断されて治療を受けていたが改善せず，不眠症状などもあったため，心療内科の受診をすすめられていた。
- 2018年１月　心療内科を受診し「自律神経失調症」にて自宅療養を開始。
- 2018年２月下旬に面談の日程調整の連絡をしたが返事がなく，以後，電話・メール・留守電にも返事がない状況が１カ月以上続いている。

■ケースの問題点（Problem List）

＃１．自律神経失調症にて2018年１月より自宅療養中（吐き気，不眠など）。
＃２．自宅療養中の2018年２月下旬以降，会社からの連絡に応答がない。
＃３．独身・独居のため本人に直接連絡する以外の連絡手段がない。

■来談の経緯

前回（１月○日）の電話連絡以降，面談などの連絡をしても１カ月以上も返事がないため，石田保健師と人事担当者とで近藤さんの自宅を訪問。

■主観的情報（Subjective）

【体調】

あまり元気はない。ほとんど家の中で過ごしている。買い物は夕方～夜に。食欲はあまりないが，ご飯は食べている。朝の吐き気もまだある。昼頃まで寝ていることもある。睡眠は取れるようになった。

【通院】

月に一度。薬をもらっている。主治医は「ゆっくり休みましょう」と話している。

【会社からの連絡】

体調が悪いので，メールなどはほとんど見ていない。電話も鳴らないようにしている。留守番電話も確認していない。

（人事担当者から，会社からの連絡には出てほしいことを伝え，どのような方法で連絡を取ればいいか訪ねたところ）今後はメールをチェックして，会社からの連絡は返事をするようにする。

（保健師から，時々は調子を聞きたいので，事前に日程を決めて電話で面談を行うことを伝えた）わかった。

【食事】

朝食はあまり食べない。コンビニやスーパーで惣菜や弁当などを買ってきて食べている。あまり食欲はない。

【実家での療養について】

主治医からは特に何も言われていない。また相談してみる。

■客観的情報（Objective）

寝間着姿。あまり元気はない様子で，暗い表情。小声で，ぽつりぽつりとしゃべる。家の中は片付いている。

■見立て（Assessment）

【健康面】

- 通院は続けているが，吐き気の症状は続いている。ほとんど家の中で過ごしている。睡眠の状況は改善。
- 会社からの連絡（電話，メール）に返事がない状況が続いていた。体調が悪く電話やメールに応答できなかったとのこと。

【就労面】

- 今後も自宅療養が必要。
- 仕事の状況やストレスなどについては，まだあまり話を聞けていない。上司の話では，チームリーダーとしての役割が負担となっていた様子。調子が良くなってきたら話を聞いてみる。

【生活面】

- 独身・独居。食事はなんとか取れている様子。実家での療養を進めたが，本人は「主治医に相談してみる」と，あまり乗り気ではなさそう。今後も連絡が取りにくい状況が続いたら，もう少し強くすすめてみる。

■対応計画（Plan）（ケースの問題点に対応）

＃１～２．・時々メールを確認し会社からのメールには返事をもらうようにした。自宅療養を継続。当面は月１回の電話面談を継続（次回は産業医と）。

＃３．・連絡が取りにくい状況が続いたら，実家での療養を強くすすめる。

■次回予定

１カ月後（電話面談）。

■人事担当者への報告

前回の電話面談後，ご本人との連絡がつかない状況が続き，人事担当者と保健師とでご自宅を訪問しました。自宅療養中ですが，体調はまだあまり回復していないようで，引き続き休業が必要です。実家に戻って療養するようすすめてみましたが，「主治医に相談する」とのことで，あまり乗り気ではなさそうでした。今後も月に一度，電話にて様子を確認していきます。

［参考文献］

厚生労働省（2012）．心の健康問題により休業した労働者の職場復帰支援の手引き．［https://kokoro.mhlw.go.jp/guideline/files/syokubahukki_h24kaitei.pdf］（2021年4月確認）

第2部 困難事例に学ぶアセスメントのポイント

第11章 衝動的・感情的な行動のため職場になじめない事例

ケースのねらい

この事例は，何か不満なことがあると感情的・衝動的な行動をとる従業員と，そうした行動が引き起こす社内の問題を描いたものである。この事例を通じて，職場での問題行動への対処のポイント，また，健康管理室の役割などについて考えていただきたい。

おもな登場人物

野崎さん……………26歳の女性。入社４年目。役員秘書と庶務業務を行っている。独身，ひとり暮らし。家族とは疎遠。

北野臨床心理士…おもな対応者。週１回，この企業を訪問している。

設問

問１　野崎さんがこうした行動を繰り返しているのはなぜだろうか，①健康上の問題，②職場の問題，③プライベートの問題のそれぞれを整理して説明しなさい。

問２　安定した人間関係を築けず，職場での問題行動が目立つ事例について，健康管理室はどのような役割を果たせばよいか。本人の問題行動を少しでも減らすためにできることはないだろうか。

問３　自分が担当している事業所でこのような事例があったときに，どのように対応すればよいだろうか。

1．ケース：衝動的・感情的な行動のため職場になじめない事例

野崎さんは医療機器の開発や販売を行う企業に勤務する女性社員であ

る。大学を卒業後，同社に入社し，現在は事業開発部の事務職として勤務している。野崎さんが勤務する本社事業所には約400名の従業員がおり，産業保健スタッフとしては非常勤の産業医（月２回），非常勤の臨床心理士（週１回），非常勤の産業看護職（週２日）がそれぞれ勤務している。

野崎さんは真面目な性格で仕事にも積極的だったが，入社以来，自分の意見が通らないと感情的になって，泣き出したり，トイレにこもったり，時には怒りをあらわにして大声で相手を非難したりするなど，感情的な行動が目立っていた。自分の意見を相手に聞きいれてもらえないと，たとえ上司や先輩であっても攻撃的な態度をとる。上司が注意しても反省することはなく，いつも，自分の考えは正しくて，むしろ相手が間違っていると主張していた。そのため，周囲の人は仕方なく野崎さんに話を合わせるか，野崎さんと距離を置くようになっていた。

ここ２年ほど，野崎さんは１人で作業を行える部内の庶務業務や，役員秘書などの業務を担当するようになった。そうすると，他の人と衝突することも少なくなり，さほど問題を起こさずに仕事を続けられるようになってきた。役員のスケジュール管理や，会議の準備，また，役員から依頼された資料作成など，役員秘書としての仕事は本人もプライドが満たされるのか，満足して仕事をしているようだ。

また，野崎さんは英語が得意だったため，資料の英訳や英文メールの作成など，上司や他の従業員から頼られることもあった。しかし，他の誰かが野崎さんの翻訳について，「この書き方だと，こちらの主張がうまく伝わらないのでは」と意見したり，野崎さんに断りなく資料を修正したりすると，野崎さんは「あなたはビジネス英語のことを何もわかっていない！」とか，「断りもなく勝手に修正して，それで何か問題が起きても，私は責任を取れませんよ！」などと，相手を激しく非難するのだった。

最近では，ほとんど誰も，野崎さんに重要な資料の翻訳を頼まなくなっていた。野崎さんも，大きな声で相手を非難したり罵倒したりすることは少なくなったが，うまくいかないことがあると感情的になって涙ぐんだり，トイレにしばらくこもったりするという行動は続いていた。

野崎さんは時々「おなかが痛い」と，健康管理室を訪れることがあったが，いつも，休養室のベッドを１時間ほど利用するだけで，産業医と面談をしたことは一度もなかった。

ある年の春，野崎さんの職場では，人員の異動に伴い，席替えをすることになった。席替えの件は以前から部内に告知されており，実際に席替えをするのは今月末だという。そして今朝，新しい座席表が発表された。野崎さんはこれまで役員室の近くの席に座っていたが，新しい座席表では今よりもずっと出入り口に近く，しかも彼女が苦手としている従業員と向かい合わせの席になっていた。

座席表を見るやいなや，野崎さんは上司の席に飛んでいき，「ちょっといいですか！」と厳しい口調で詰め寄った。

「あの座席表には納得いきません！　なんで私が出入り口の近くに座らないといけないんですか！」

野崎さんは上司に口を挟むひまを与えず，一気にまくしたてた。

「役員室から遠い座席になると，秘書としての連絡業務に支障が出ます。それに，出入り口付近は人通りが多くて，他の人に機密事項を見られてしまうかもしれません！　何かあったら責任を取ってくれるんですか！　元の座席に戻してください！」

席替えをするのは，部内全体の業務効率を考えてのことだということを上司がいくら説明しても，野崎さんはまったく聞きいれなかった。

「全体の効率とおっしゃいますが，一人ひとりの仕事がしにくくなってもかまわないんですか！　なんでマネジャーなのにそんなことがわからないんですか！　役員に聞いてみてくださいよ！」

野崎さんの大きな声がフロア中に響き渡った。上司や役員が二人がかりでなんとか野崎さんをなだめようとしたが，野崎さんは頑として主張を曲げず，「メンバーのことを何も考えていない」とか，「それでは組織運営が成り立たない」などと反発した。

それ以来，野崎さんは機嫌が悪いときは，上司ですら無視するような態度を取るようになった。野崎さんへの対処に困った上司と役員は，人事部に相談することにした。

「ふだんはニコニコおとなしく仕事をしているのに，自分の気に入らないことがあると，こうなんです。本人の性格は理解しているつもりですが，今回はさすがに困りました」

「もう私たちの言うことは聞かないので，人事部のほうから注意してもらえませんか」

上司と役員は，そろって深々とため息をついた。一方，人事部の担当者も，以前から野崎さんの行動について把握していたようである。

「今回の件は，人事部長から本人に注意をする予定です。職場秩序を乱さないよう，感情をコントロールして，社内のマナーを理解して働くように指示し，３カ月たっても行動に改善が見られない場合には，さらに厳しい処分もありうると，正式に注意して記録に残しておきます」

「それは助かります。ただ，あまり追いつめると，本人がどう騒ぎ出すかわかりません。先日も『ストレスで体調がおかしくなっている。これはパワハラだ』『これで私に何かあったら労災ですよ』『組合に相談しないと』とか，そんなことを話していましたし……」

「そうですか。健康管理室やハラスメント相談室，労働組合にも事情を伝えたほうがよさそうですね。健康管理室には臨床心理士もいますので，本人が感情をうまくコントロールして働けるよう，面談でサポートしてもらいましょう」

「わかりました。どうぞ，よろしくお願いします」

それからしばらくたって，健康管理室に野崎さんから面談の申し込みがあり，事前に連絡を受けていた健康管理室は，心理職との面談を手配した。面談当日，野崎さんは時間どおりに健康管理室にやってきた。

「お忙しいところすみません。上司がどうしても，と言うものですから」

野崎さんはていねいな口調でそう挨拶し，おだやかな表情を浮かべて着席した。しかし，着席するやいなや「すでに人事から聞いていると思いますが，ちょっと職場で上司の言っていることによくわからないところがあって，困っているんです」と，勢いよく話を始めた。

30分以上にわたる野崎さんの話を要約すると「上司が意味のわからない理由で席替えを行おうとしており，それに対して自分が質問しても，はぐらかされてばかりいる。自分はまっとうな主張をしているのに，こちらの意見がおかしいと決めつけられて話にならない」とのことであった。

職場の話になると，時々怒りを抑えられないのか，「ふだんから仕事の割り当てが不公平だ」「ささいなことを自分だけ大げさに注意されてしまう」「席替えについての一連の出来事はハラスメントだと思う」など，声のトーンが高くなり，時に涙ぐみながら，途切れなく自分の考えを話し続けた。また「こんなハラスメントをする部署にはいられないので，他の部署に異動させてほしい」と，人事部や労働組合に相談しているとも話していた。

北野臨床心理士は落ち着いて本人の話を聞くように努めた。事前に聞いていた話のとおり，野崎さんはあまり周囲の状況を客観的に理解できていないようで，自分を中心とした発言ばかりが目立った。

体調について確認したところ，「以前はちょっと眠れないこともありましたが，今はそれほど悪くはありません」と答えた。就寝時刻や起床時刻，食事のことなどを細かく確認したが，大きな問題はなさそうだった。

しばらくして，野崎さんは，人事部から注意を受けたときのことを話しはじめた。

「そういえば先日，人事部の担当者がやってきて話をしたいというので，しばらく話していたんです。職場の状況を聞かれて，いろいろ答えていたんですが，人事からは『職場のルールを守って，感情をコントロールして働くように』と言われてしまいました」

「上司が変なことを言い出さなければ，私もみんなも落ちついて仕事ができるのに，こっちこそ迷惑をしていると言ったんですが，まったくこちらの意見は聞いてもらえずに，まるで一方的にこちらが悪いかのような言い方をするんです。ひどいと思いませんか？」

野崎さんは，人事部から正式な注意を受けたことを，あまり深刻には受け止めていないようだ。北野臨床心理士は，本人の訴えに耳を傾けながらも，なんとか本人に同意してもらえそうな点を探しながら話を続けた。たとえば，キャリアアップのためにも，感情をコントロールして働くことが不可欠であることや，人事部からの指導を守ることが当面の本人の利益になることを説明した。

すると野崎さんから「確かに，感情的になってはいけないとは思うんですが，相手の言い分があまりにもおかしいので，つい，言い過ぎてしまうんです。あえて強く言うこともあります」と，自分の行動を振り返るような発言もあった。北野臨床心理士は，野崎さんに，今後どうなりたいのかをたずねたり，感情をコントロールして働けるような方法を一緒に考えたりしながら，人事部からの指導を守れるような動機づけを行った。

この時点での面談記録のサンプルを3．に掲載しています。

最初の面接から3カ月間，北野臨床心理士は野崎さんとの面談を定期的に行っていた。その間，職場で本人が感情的になることもなく，問題も起こさなかった。職場での人間関係も改善し，上司も野崎さんとふつうに話ができるようになった。今でも時々，トイレにこもったりすることはあるものの，全体としては野崎さんの言動は落ちついているようだった。

「でも……」と，北野臨床心理士は思った。野崎さんが落ちついているのは，たまたま野崎さんを怒らせるような出来事が起きなかっただけで，野崎さんの考え方や行動パターンが大きく変わったわけではなさそうだ。本人のプライドが傷つけられるような出来事や，同僚や上司と意見の衝突などがあれば，また感情をコントロールできなくなってしまうのではないだろうか。そんなことは起きてほしくないのだが……。

2．解説

（1）この事例における問題点――問1のヒント

この事例は，野崎さんが職場で自分の感情をコントロールできず，まわりの人たちに攻撃的・感情的な言動を繰り返すため，業務遂行に支障をきたしている様子を描いています。本人や周囲からのヒアリングでは，こうした言動はあるときから突然見られたのではなく，以前から続いていた問題のようです。つまり，野崎さんの言動の問題は，なんらかの疾病が発症したことによるものではなく，本人のパーソナリティの偏りによる問題だと考えられます。

パーソナリティの偏りとは，周囲の出来事を本人がどのように意味づけし，どう感じ，どう行動するかという，考え方や行動パターンの特徴のことです。野崎さんは，自分の能力・意見・存在を軽んじられた，他者からプライドを傷つけられたと感じると，落ち込んだり，怒りを感じたりします。また，自分の行動を客観的に考えることはなく，すべて周囲のせいだと考えて，感情的に周囲を非難し，尊大な態度をとってしまいます。

職場では，野崎さんの言動の問題が起きないように，他の人と組んで仕事をさせるのではなく，１人で完結できる庶務業務や秘書業務を担当させています。周囲のメンバーが野崎さんの性格を理解し，問題が起きないような接し方をしてくれていますが，何かの拍子に本人の怒りに火を付けるようなことがあると，行動が表面化してきます。

また，職場での出来事に対して，本人もストレスを感じ，体調不良を訴えることもありますが，心理職との面談時点では大きな体調不良はみられていません。その他，野崎さんのプライベートの問題については，事例のなかではあまり語られていません。

（2）職場での問題行動に関する相談への対応——問２のヒント

なんらかの行動が職場で問題となっているとき，重要なのは「いつから」「どんな状況で」「どんな行動が」あるのか，なるべく具体的に聴取することです。

まず，「いつから」というのは，問題となる言動が，あるときから急に現れたのか，それとも，ずっと以前から続いていたのかということです。以前はなかった行動がある時期から現れた場合には，たとえば統合失調症，双極性障害，認知症，脳血管障害，更年期障害など，なんらかの疾患の発症による影響が考えられます。病院を受診して適切な治療を行うことが，問題となる行動の改善につながることもあります。

今回の事例では，野崎さんの行動はあるときから始まったものではなく，入社以来，ずっと続いているもので，本人のパーソナリティの問題や，発達障害の影響なども考えられます。

また「どんな状況で」「どんな行動が」という部分を具体的に把握することは，本人の問題行動の原因をアセスメントし，今後の対策を考えるときに役立ちます。周囲から相談が寄せられるときには「感情的にわめきちらす」「怒りっぽくて困る」「他の人と問題を起こす」という大まかな表現が使われることが多いですが，いつ，どこで，どんな状況で，本人が何をしているときに，まわりの人が何を言ったときに，本人がどんな行動をとったのか，どんなセリフをどんな口調で言ったのか，具体的に細かくヒアリングすることが重要です。そのためには，本人の言動を目撃した人や，本人とふだんから接している人などから直接話を聞くとよいでしょう。

「どんな状況で，どんな問題行動が目立つのか」という具体的な事実を集めることで，疾病性や事例性についてのアセスメントがより適切に行えます。精神疾患やパーソナリティ障害，発達障害について，産業保健スタッフが正確な診断を行う必要はありません。「統合失調症などがありそうだ」「パーソナリティの問題が大きいかもしれない」「○○的なパーソナリティの傾向がみられる」という大まかな見立てができれば十分です。

（3）対応者・関係者の連携と情報共有——問3のヒント

労務管理の面からは，職場で問題となる行動に対して，上司や人事部などが社内規程などのルールに基づいて対応することが重要になります。この事例のように，本人が強い態度で主張を続ける場合，つい職場が折れてしまい，本人の主張を聞きいれてしてしまうこともあります。

しかし，その経験が，「強く主張すれば自分のニーズを聞きいれてもらえる」という本人の行動パターンを，さらに強めてしまうことがあります。どこまで本人の主張を聞きいれるか，どこからは譲れないのか，ルールに基づいた線引きが重要です。

また，こうした事例では，対応にあたる関係者が対応に疲弊してしまったり，野崎さんに対して感情的になったりすることがあります。担当者が定期的に集まって情報交換を行って，対応方針を確認したり，お互いの労をねぎらったりすることも，こうした事例に対応するための重要なポイントです。

（4）社内の窓口の連携――問3のヒント

こうした事例では，職場の対応を不満に思った当人が，労働組合に相談したり，社内のハラスメント相談窓口に相談を寄せることもあります。それぞれの窓口が，それぞれの判断で動いてしまうと，社内の対応がバラバラになってしまい，混乱することがあります。社内の窓口同士の連携や情報共有が大切です。

それぞれの窓口が効果的に連携するためには，各窓口が，どのように相談を受け付け，どのような手順で対応するのか，どんなルールに基づいて活動しているのかをお互いに知っておくことが必要です。ふだんから，社内の相談窓口の担当者が顔を合わせ，情報交換・意見交換できる機会を持っておくとよいでしょう。

3．面談記録の作成例

野崎さんの事例について，面談記録の作成例を示します。

以下の面談記録は，野崎さんと北野臨床心理士の1回目の面談の場面を想定して作成したものです。細かい部分は事例の記述と異なる点もありますが，POMR 形式の面談記録の参考としてください。

出来事の流れをわかりやすくするため，面談記録には「2018年」など，仮の年を記載しています。なお，これは「面談記録やケース対応の正解」を示すものではありません。面談記録の一例として参考にしてください。

また，以下の面談記録では，本人との面談で得た情報のみを記載しています。この事例では，面談に先立って，上司や人事担当者から事前に相談を受けていますが，そこで得た情報は以下の面談記録には記載せず，別の面談記録（別紙）に記録しています。

本人同席の場面で得た情報（本人に開示できる情報）と，本人が同席しない場面で第三者から得た情報得た情報（本人に開示できない情報）とを区別して記録する理由は，面談記録の開示処理を前提としているためです。詳しくは第6章を参照してください。

2018年4月○日 野崎さんとの初回の心理職面談の記録の作成例

■経過

- 大卒後，○○年入社。現在は事業開発部の事務職として勤務。時々腹痛を訴えて健康管理室を利用することがある（休養室で1時間程度横になる）。産業医面談は行っていない。

■ケースの問題点（Problem List）

#1．イライラしたときなど，相手に強い口調で発言してしまう。
#2．気分を落ち着けるために，トイレや給湯室に離席してしまう。
#3．感情的にならないように，ルールを守って就労するよう，人事部から注意を受けている。
#4．席替えの件で納得できる回答を得られておらず，上司との関係に悪影響が出ている。
#5．他の部署への異動を希望している。

■来談の経緯

上司の指示で健康管理室に来室。

■主観的情報（Subjective）

【来談の経緯について】

上司から，健康管理室に行って相談してこいと言われた。先日から，上司の言っていることによくわからないところがあり困っている。何をしたいのかよくわからない。

【上司の話】

普段から仕事の割り当てが不公平で，自分に対してあたりがきつい。ささいなことも自分だけ注意されてしまう。職場の○○さんと比べて，自分は残業が多いと言われるが，実は○○さんの作業を自分がカバーしている。自分はきちんと責任を持って仕事をしているだけなのに（……と，話が続く）。

【席替えの件】

今月になって席替えをすることになった。自分は役員の秘書をしているので，これまで役員室の近くの席で作業をしていた。役員室にやってくる他の社員との調整や対応などもあり，席が近いほうが仕事がしやすい。社内でも機密の情報を扱うこともある。それなのに，席替えでは通路側の席になってしまい，これでは仕事がしづらいし，情報漏えいの恐れもある。そういうことを上司に相談しても，理解してくれない。まるで自分がわがままを言っているかのようにあしらわれてしまう。こんなことは言いたくないけれど，上司は○○さんのほうを可愛がっているように思う。自分は，思ったことをはっきり口に出すが，○○さんは，表立ってはそういうことを言わないので，可愛がられている。ひいきをしているとは言わないが，そういうことで席が決まるのは納得できない。これはハラスメントだと思う（流涙）。

【役員・人事・労組と相談】

役員の○○さんにも相談してみた。いつも相談に乗ってくれる。「○○さん（上司）には自分からも話してみる」と言ってくれたが，状況はまったく変わっていない。○○さんの秘書を長年やっていて，○○さんのことは尊敬していたが，こんな状況では仕事を続けていけない。他の部署に異動させてほしいと人事や労組にも相談した（相談についての詳細は話したがらない）。

【体調について】

１～２週間ほど前は，あまり眠れないこともあったが，今は大丈夫。食欲もある。仕事は淡々とこなしている。

【人事部との相談について】

先日，人事部の方から，「職場のルールを守って働くように」「感情的になってはいけない」と注意を受けた。こちらも上司のことでいろいろ参っていると話をしたが聞いてくれなかった。一方的に，ルールを守れと言われたが，納得できない。

【感情的になる場面や言動とは？】

自分はあまり感情的になっているとは思わないが，仕事で，相手が間違っていたり，相手の都合ばかりを言ってくることがあって，そんなときには，言うべきことを言っている。(感情的な言い方になっていると思うか？）思わない。(どんな言い方をしている？）こちらが何も言わないと図に乗る人もいるので，あえて強めの言い方をすることもある。(それを聞いて，感情的な言い方をしていると，相手は感じると思う？）感じるかもしれない。わからない。

【人事に指摘された“職場のルール”とは？】

長時間離席してはいけないとか，トイレにこもってはいけないと言われた。(そういう事がある？）時々。ちょっと気持ちを落ち着けたくて，トイレに立ったり，お茶を入れてくることも。(何分くらい？）数分～10分くらい。もう少し長いときもある。

【感情的にならないように，というのは，難しい？】

正直，難しい。自分はそのつもりはないのに，相手は，そう思ってしまうので，どうしようもない。ただ，注意された以上は，気をつけようとは思う。そうしないと，職場で自分の立場がなくなってしまう。

(中略)

■客観的情報（Objective）

入室時はおだやかで物腰が丁寧な印象だが，着席したとたんに，せきを切ったように話し続ける。上司や席替えの話をするときは怒りをあらわにして声が大きくなり，ときおり，涙ぐむことも。健康管理室や臨床心理士に対しては，あまり不信感や警戒感を抱いていない様子。

■見立て（Assessment）

【健康面】

- 職場のストレスを背景に，不眠症状が一時期みられていたが，現在は落ち着いている。通院や休業などは現時点では不要。
- 4月に席替えの話が持ち上がり，上司の作った案が納得できずに，上司・役員に相談したが，本人が期待する対応をしてもらえず，ストレスを感じており，上司との関係にも悪影響が出ている。
- ストレス対処や感情コントロールについて支援が必要。次回から「ストレスを感じたこと」「イライラして，相手に強く言ってしまったこと（言いたくなったこと）」があったかどうか，「そのような場面でうまく対処できたか」を覚えておいてもらい，一緒に振り返る。

【就労面】

- 職場で自分の想定と異なる状況があったり，自分の意見と異なることを言う相手が現れたりすると，感情的になって，強い口調になってしまうことがある様子。
- 上司や人事からも注意を受けた。注意を受けた理由について本人はあまり納得していないが，「感情的にならないように」との注意の内容は理解している。また，ルールを守って働くことがキャリアのためには必要だと考えている。
- 本人は言動に気をつけたいと話しているが，感情的になるきっかけがあると，同様の行動をとってしまう可能性がある。ルールを守って就労できるような動機づけやサポートが必要。

【生活面】

- 家族構成，家庭環境，プライベートの要因などについては，今回は時間がたりず聴取できなかった。

■対応計画（Plan）（ケースの問題点に対応）

＃１～３．
- 本人の状況を定期的に聞きサポートする。
- ルールを守るよう目標設定する。
- 面談時にストレス対処と感情コントロールについて検討する。

＃４～５．
- 健康管理上の対応は不要。適宜，本人から経過を教えてもらう。
- 職場が困っていることがないか，必要に応じて上司などからも聞き取りを行う。

■次回予定

２週間後。

■人事担当者への報告

上司のすすめで本人から面談の申込みがあり，心理職面談を行いました。席替えの件で上司と意見が合わなかったことや，人事部から「感情的にならないよう」「職場のルールを守るよう」注意を受けたことなどをうかがいました。体調面については，現在は特に問題はなさそうです。今後，心理職面談を継続し，ストレスの対処や感情のコントロールがうまくできるようサポートしていきます。また，この内容を上司・人事担当者に申し送ることについては，本人の同意を得ております。

第12章 借金などプライベートの問題があった事例

ケースのねらい

この事例は，プライベートの借金の問題のため，職場での様子や業務パフォーマンスが変化し，産業医面談へつながったものである。この事例を通じて，借金などのプライベートの問題が引き起こす健康問題や労務問題，また，健康管理室としての関わり方などについて考えていただきたい。

おもな登場人物

阿部さん……20代後半の男性。入社5年目。独身，ひとり暮らし。

入江産業医…40代の男性。非常勤産業医。

設問

問1　阿部さんの業務パフォーマンスが悪化したのはなぜだろうか。①健康上の問題，②職場の問題，③プライベートの問題のそれぞれを整理して説明しなさい。

問2　阿部さんの浪費やギャンブル，借金の問題に適切に対応するために，入江産業医はどの時点で，どんな手を打つべきだったか。

問3　あなたの職場で，この事例のように浪費やギャンブルなどの問題から体調を崩している事例が生じた場合，どのようにすれば適切に対応できるだろうか。産業保健スタッフがそうした情報を入手した場合に，人事担当者や管理監督者とどこまで情報共有すればよいか。

1．ケース：借金などプライベートの問題があった事例

阿部さんは関西にある情報システム会社に勤務する，入社５年目の男性社員である。この会社は関西地域を中心に事業を展開し，従業員数は約300名である。企業で用いる業務管理システムの開発・販売・保守などを行っている。健康管理体制としては，産業医が月に１回来社して，従業員との面談などを行っている。

阿部さんは５年前に新入社員として入社してきた。当初はプログラミングやシステム開発などの研修を受け，システム・エンジニア部門に配属されていたが，システム開発に関しては能力不足であると判断されたため，入社３年目からは顧客サポート部門に配属されている。

顧客サポート部門では，ソフトウェアを導入した顧客に対する操作研修の実施，製品情報やセミナー情報などの配信，顧客情報の管理などを行なっており，現在まで２年間，特に大きな問題なく勤務している。

ところが，今年の４月頃から仕事中にぼんやりした様子が見られ，業務のミスも以前よりも増えた。心配した上司が阿部さんに話を聞いたところ，本人から「メンタルヘルス不調で心療内科に通院中だ」という話があった。そこで，上司が人事担当者に相談し，産業医との面談を行うことになった。

健康管理室に，阿部さんの上司，人事担当者，入江産業医の３人が集まった。阿部さんとの面談の前に，職場の状況を上司から聞いておくためだ。

「阿部さんの様子がおかしい，ということですが，いつ頃からですか？ふだんの仕事ぶりと比べていかがですか？」

入江産業医がたずねると，上司は慎重に言葉を選びながら答えた。

「気になり始めたのは今月からですが，思い返せば先月頃から，少しミスが増えてきたように思います」

上司の話によると，元々阿部さんは職場ではおとなしいほうで，ふだん

から黙々と仕事に取り組むタイプだという。てきぱきと要領よくこなすのは苦手で，業務のパフォーマンスとしては平均か，やや平均を下回るくらいだそうだ。

また，阿部さんは，あまり自分から周囲に話しかけるタイプではないが，コミュニケーションは普通にとれていて，職場の中で人間関係のトラブルはない。遅刻や欠勤など，勤怠も特に変わったことはないそうだ。現在，職場のほうでは年度の切り替わりで少し作業が多いが，例年とあまり変わらない状況で，本人の担当業務で何か大きな問題があったわけでもないとのことだった。

「でも，ここのところ，少し元気がなくなったような感じもあります。仕事中もぼんやりしていて，手が止まっている様子がよくみられます。私用の電話で席を立つことも多く，まわりの人も心配しています。一度，阿部さんに話を聞いてみたんですが，『何でもありません』と，あまり詳しくは話してくれないんです。何度か声をかけているうちに，先日，本人から『実は精神的にまいっていて，心療内科で治療を受けている』というような話があったので，今回，先生に面談をお願いした次第です」

後日，阿部さんと産業医面談を行うことになった。面談室に現れた阿部さんは，中肉中背でおとなしそうな人物だった。また，特に服装が乱れている様子などもなかった。

「はじめまして，面談を担当する産業医の入江と申します。上司の方からうかがった話ですと，心療内科にかかっているとのことですが，最近の調子はいかがですか？」

そう産業医が問いかけると，阿部さんは，なぜか入社当時の頃のことを話し始めた。

「この会社に入社したばかりの頃は，上司や先輩によく叱られていて，プログラミングのことは正直よくわからなくて，がんばって勉強したんですが，なかなか身につかなくて，自信をなくして落ち込んでいて……」

阿部さんは，目を閉じ，自分の世界にひたっているような感じで話し続けた。

「でも，今の部署に異動してからは，自分に向いている仕事で，お客さんからも信頼されているので，気持ちも回復してきたんです……。しかし，最近は仕事がマンネリ化して，物足りなさを感じるようになって，このままでいいのかなと思っています。実は２年前から異動願いを出しているんですが，なかなか異動ができなくて……」

「なるほど。それで，最近の体調はどうですか？」。阿部さんの話が一瞬途切れた合間をねらって，入江産業医はあらためて体調についてたずねた。

「最近はなかなか寝つけなくて，集中力も出なくて，仕事が手につかないというか，頭がはたらかないというか，それで，何か精神的におかしくなったのかと思って，心療内科に行ったんです……。心療内科の先生は，ストレスのせいだろうと言って，睡眠薬と抗うつ薬が出ました。薬を飲んで，少しは寝られるようになったんですが，まだ調子が戻らなくて……」

「最近，寝つけなかったり，集中力が出なかったりするのは，ストレスのせいだろうと言われたんですね。ところで，ストレスの原因について，思い当たることはありますか？」

産業医がそうたずねると，阿部さんは少し話しにくそうな口ぶりで「あの，ええと……」と言いよどんだが，思い切ったように話しはじめた。

「実は，ふとしたきっかけで競馬を始めて，最初は使うお金もそんなに多くなかったんですが，だんだんと，10万単位でお金を使うようになったんです。競馬に負けると，しばらくはやめようと思うんですが，やっぱり負けを取り返そうと思って，また競馬に行くようになって……」

「そして，さらに刺激が欲しくて，経済の勉強だと思って，将来のために株式投資を始めたんです。最近はPCや携帯電話で株価がいつでもチェックできるので，それが面白くて，日中もつい，席を離れて注文を出すことがあるんです」

「ところが，２カ月くらい前に，株で大きな損を出してしまって，お金を借りて補填しようと思ったんですが，それだけでは足りずに，父親にも一部お金を出してもらって……。それまではひとり暮らしをしていたんですが，お金がなくなったので，引っ越しをして，今は実家で暮らしています」

「それで，損失のことを考えているうちに，仕事が手につかなくなって，ミスが増えたり，気分が落ち込んだり，物覚えが悪くなったり，おかしくなってきた感じもあったので，病院に行ったんです……」

「会社の共済ローンも申し込んだのですが，借金の返済のためという理由では融資が受けられないと，断られてしまって。寝られなくなったのも，その頃からです」

「両親は株や競馬のことや，借金のことは知っていますが，主治医の先生にはあまり話をしていなくて」

阿部さんとの初回面談は，借金やギャンブルなど，プライベートの出来事について話を聞いたところで終了時間となった。どうやら，阿部さんの体調不良や職場での様子の変化の背景には，ギャンブルや借金の問題がありそうだ。睡眠障害が見られるが，勤怠などは今のところ問題ない。

しかし，借金やギャンブルなど，プライベートの出来事について，人事担当者や上司にどのように伝えればよいだろうか。いろいろ考えた結果，入江産業医は，今回は借金などの問題は伝えないことにし，人事担当者・上司に対しては，「通院を続けて，体調を少しずつ安定させていきましょう」と報告するにとどめた。

ただし，主治医には，ギャンブルにのめり込み大きな借金を作っていることを伝えるため，診療情報提供書を作成し，阿部さんに渡した。

それから１カ月後，阿部さんとの２回目の産業医面談を行うことになった。面談に先駆けて，上司からは，「以前より元気になったように見えるが，仕事についてはミスも多くなったので，以前と同じような仕事はまかせられない。事務的な作業を中心に実施してもらっている状況だ」という連絡があった。

面談室に入ってきた阿部さんは，先月よりも顔つきは明るくなっており，体調についても，「最近は薬を飲んでいるのでよく寝られます。体調も良くなって，日中もちゃんと仕事に集中できるようになってきました」と話していた。

また，仕事については，「今の部署の仕事は，顧客と直接関わる仕事なので，やりがいもあります。責任感も強くなって，最初の頃は調子が良かったんです」と，また目を閉じて，自分語りを始めた。

「しかし，異動して１年後には仕事が忙しくなり，その頃から負担感が強くなりました。上司が替わったことが原因だと思います。前の上司はよく現場に出てきてくれて，自分と顧客との間に入って調整してくれていたんですが，上司が替わってからそれがなくなってしまって……」

「そのためか顧客からの要求も増えて，ますます大変になってきて，疲れもたまるようになって，仕事のやる気もだんだん減ってきた，という感じです」

「何年もずっと同じ仕事をしていて，このままでいいのかな，と将来に焦りを感じるようになり，株式投資をするようになったんです」

「それで，借金のほうは今はどうなっているんですか？」と入江産業医が話を促したところ，阿部さんは「また借金をしてしまいまして」と涼しい顔で答えた。

「実は，複数のカードローンからお金を借りる研究をして，どのようにお金を借りればよいかがわかってきたんです」

阿部さんは具体的な手法についていろいろ説明をしてくれた。その様子は，とても多重債務に陥っているとは思えず，不思議なほど落ち着いていた。

「次々にカードを作ってお金を借りまくって，借りたお金をまた株に投資したんですが，また損失が出てしまって，それを取り返そうと競馬にも行きました。100万単位でお金を使ったんです」

「それで，借金の合計が1,000万円を超えてしまいました。さすがにここまでくると，なんだか達観したような気持ちになって，最近は不思議と仕事にも集中できます」

「今は，自己破産を考えています。また一からやり直そうと，いろいろ調べて弁護士にも相談しています。借金もありますが，手元にもまだ少しお金があるので，まずは実家を出てひとり暮らしをするつもりです」

「実家を出てひとり暮らしをするとなると，新居の契約や引っ越しなど，いろいろお金がかかるでしょう？」

入江産業医は，阿部さんがさらに借金を作ったうえ，引越しやひとり暮らしをしようとしていることに驚いた。しかし，阿部さんは涼しい顔で，「ええ，お金はかかりますが，引っ越しをして心機一転，がんばろうと思います」と答えた。

その後，入江産業医は，聞き方を変えて何度かたずねてみたが，「心機一転がんばります」「借金の問題さえ片付けば大丈夫」の一点張りで，押し問答のような状況が続いた。

面談が終わった後，入江産業医は久しぶりに頭を抱えてしまった。不眠などの不調は改善してきているが，職務遂行能力は低下した状態がまだ続いているようだし，何より，浪費やギャンブル，借金の問題はまったく解決に向かっていない。ますますギャンブルにのめり込み，借金の総額も膨らんでいるようだ。

同居している阿部さんの両親は，このことをどこまで知っているのだろうか。また，阿部さんはこれからのことについて，自己破産だとかひとり暮らしだとか話をしていたが，あまり現実的な考えだとは思えない。このままでは借金がかさみ，さらに深刻な事態になりかねない。産業医としては，どう対応すればよいのだろうか。

■ この時点での面談記録のサンプルを3．に掲載しています。

2．解説

（1）この事例における問題点――問1のヒント

この事例では，ギャンブル依存に陥っている阿部さんが，あちこちから借金をして多重債務におちいり，独立して生計を立てられなくなったり，不眠症状などによって業務遂行に支障をきたすようになったりしています。職場では,「業務中の様子がおかしい」「ミスが多い」「作業に集中できていない」などの変化があり,上司経由で産業医面談につながりました。

健康上の問題としては,まず,競馬や株式投資にのめり込んでいるギャンブル依存症が挙げられます。ギャンブルのことばかりを考えたり,ギャンブルに負けた分を取り返そうと,またギャンブルをしたり,ギャンブルのために借金をしたりして,仕事や生活に支障が出ています。株式投資で大きな損失を出してしまったことで借金が増え,仕事にも集中できなくなり,不眠症状なども出現しています。

心療内科に通院していますが,ギャンブル依存症について現在の主治医がどこまで把握しているか,適切な治療が行われているかどうかは不明です。ギャンブル依存症について適切な治療を行える医療機関は少ないため,場合によって別の病院を受診してもらう必要もあるでしょう。

職場では,業務中のミスや集中力の欠如などというパフォーマンスの問題が生じています。この状況が続けば,本人は周囲からの信頼をなくしてしまいかねません。また,現時点では,本人のギャンブルや借金の問題について,上司がどこまで知っているかについては不明です。

プライベートの問題としては,本人は借金のためにひとり暮らしを続けることが難しくなり,実家に戻って両親と同居しています。本人の株式投資の損失を補うために,父親がお金を出したそうです。しかし,家族がどこまで借金の状況を把握しているかは不明です。

(2) ギャンブル依存症の治療導入――問2のヒント

ギャンブル依存症は,繰り返されるギャンブル行為によって,脳に機能変化を起こすことが知られています。ギャンブル行為によって生じた損失を補うために,生活費を使ったり,貯金を切り崩したりして,最終的には借金の問題にいきつきます。借金を繰り返すうちに返済が難しくなって,別のところからお金を借りるなど,悪循環におちいっていきます。借金の返済のために,家族や会社の金に手を付けたり,犯罪に手を染めたりすることもあります。

さらに，ギャンブルに対する思考のゆがみが現れ，ギャンブルに対する考え方や金銭感覚がおかしくなってきます。借金などの問題について嘘やごまかしを重ねていくうちに，職業生活や家庭生活が崩壊してしまうこともあります。

治療には家族の協力が必要です。本人と家族が「これは借金の問題ではなく，ギャンブル依存の問題だ」ということを理解し，債務整理や金銭管理などの課題を通じてギャンブル依存を断ち切っていく，というのが治療の流れとなります。「家族が借金の肩代わりをしない」「尻ぬぐいをしない」「お金を貸さない」ことが重要です。

ギャンブル依存の治療を行える医療機関が少ないことも，課題のひとつです。この事例では，阿部さんが通院している病院でギャンブル依存の治療が行えるかどうかを確認し，必要な場合は専門の医療機関を受診してもらう必要があります。依存症の治療を行える医療機関の所在については，各自治体の保健所や精神保健福祉センターなどに問い合わせるとよいです。また，久里浜医療センターや依存症対策全国センターのホームページには，依存症対策の拠点病院や相談窓口のリストが掲載されています[*2,3]。

（3）職場・家族との連携――問2のヒント

ギャンブル依存症の治療のポイントは，ギャンブルから離脱し，その後，再発を防ぐためにギャンブルをやめ続けることです。

依存症の治療導入のためには，まず，本人に依存による問題を認めさせることが重要です。そのためには，ギャンブル依存によって生じている問題（家庭の問題，金銭的な問題，業務上の問題）を，本人に説明していく作業が必要になります。本人が問題を自覚したらすぐに治療できるよう，あらかじめ治療できる医療機関を調べておきましょう。

しかし，依存状態におちいった本人は正常な判断ができず，さまざまな言い訳をして問題を認めないことがあります。その場合には，職場や家族

＊2　http://japan-addiction.jp/cl/2016_izon_senmon_hosp_list.html（2020年10月1日確認）。
＊3　https://www.ncasa-japan.jp（2020年10月1日確認）。

などの関係者を交えての治療介入を行うことがあります。まず，事前準備として，対応するメンバーを選定しておきます。メンバーには事前に集まってもらい，ギャンブル依存の治療の必要性と治療の方針について説明する必要があります。また，本人をどのように説得して病院を受診してもらうのか，あらかじめ介入のシナリオを考えておきます。

本人を糾弾したり批判したりせず，治療を行うかどうかは本人に選択させるようにします。家族や上司がついて専門医を受診するのもよいでしょう。本人がどうしても治療を拒否する場合には，まず家族だけで医療機関に受診してもらう方法もあります。

（4）このような事例に産業保健スタッフはどう対応するか ——問3のヒント

ギャンブル依存が疑われる事例においては，依存による問題を本人に認識させ，適切に治療を行える医療機関を探し，必要に応じて家族や職場などを巻き込みながら，専門的な治療につなげることが必要となります。産業保健スタッフは，関係者が病気について適切な理解を持てるように説明し，スムーズに情報共有を行えるようサポートする役割を担います。

家族や職場との連携のためには，情報開示について本人の同意も必要となります。本人の同意を得るためには，「依存症の治療を本人ひとりで続けるのは大変なので，病院の受診や治療がうまくいかない場合には（たとえば来月まで受診できなかった場合など），家族や職場とも連携して対応する」などと，前もって伝えておくとよいでしょう。

ただし，否認が強い場合や病識に欠ける場合には，本人の同意を得るのが困難になります。個人情報保護法の定めによると「人の生命，身体又は財産の保護のために必要がある場合であって，本人の同意を得ることが困難であるとき」には，本人同意なしに職場や家族に情報提供しても差し支えないとされています。社内の健康情報の管理ルールなどを参考にしつつ，適切な方法で関係者と情報を共有し，治療につなげるようにしたいところです。

3．面談記録の作成例

阿部さんの事例について，面談記録の作成例を示します。

以下の面談記録は，阿部さんとの2回目の産業医面談の場面を想定して作成したものです。細かい部分は事例の記述と異なる点もありますが，POMR形式の面談記録の参考としてください。

出来事の流れをわかりやすくするため，面談記録には「2019年」など，仮の年を記載しています。なお，これは「面談記録やケース対応の正解」を示すものではありません。面談記録の一例として参考にしてください。

経過や問題点リストについては，前回までの記録と同じであれば省略してかまいませんが，ここでは面談記録の作成例を示すために省略せずに記載しています。

2019年6月○日 阿部さんとの2回目の産業医面談の記録の作成例

■経過

- 2014年入社。開発部署でシステムエンジニアとしての勤務を経て，2017年に顧客サポート部門（現部署）に異動。
- 2019年3月株式投資で大きな損失を出してしまったことを機に，不眠・集中力の低下などの症状が出現。職場でケアレスミスが増える。4月頃から心療内科に通院中。様子の変化に気づいた上司からの指示で産業医面談を実施。休業などはせず，通常勤務中。

■ケースの問題点（Problem List）

＃1．株式投資や競馬による損失・借金の問題。

＃2．ギャンブル依存。

＃3．不眠，集中力の低下。

＃4．業務パフォーマンスの低下。

＃5．家族が借金の問題に関与していない。

＃6．借金問題などプライベートの問題を職場の上司と共有できていない。

■来談の経緯

フォローアップの面談。

■主観的情報（Subjective）

【体調】

先月よりは良くなった。睡眠薬をもらっているので，よく寝られる。寝不足もなくなって，日中の眠気もない。仕事にも集中できる。

【仕事】

これまでと変わらず忙しくしている。今の部署は顧客と直接関わる仕事。やりがいも多い。責任感もある。最初は調子が良かったが，異動して1年たって，上司が変わってから負担感が増えた。以前の上司は現場によく出てきてくれて，自分と顧客との間で調整してくれた。今の上司はそれがない。顧客からの要求が増えてしまい，だんだんやる気も減ってきた。今の仕事をこのままずっと続けてよいのかと思って株式投資を始めた。

【借金】

また借金をした。複数のローンからお金を借りる方法を研究した（……具体的な手法についていろいろと話す)。借りたお金をもとに投資をしたが，また損失が出たので，それを取り返そうと競馬に行き，100万円単位でお金を使った。

借金の総額は1000万円。なんだか達観してきた。

【返済について】

自己破産を考えていて，弁護士に相談している。手元に少しお金もあるので，また，実家を出てひとり暮らしをする予定。

【引っ越し・ひとり暮らしについて】

お金はかかるが，心機一転頑張ろうと思う。実家にいると，家族がいてくつろげない。

【家族のこと】

父親からお金を借りたときや，実家に戻ったときに少し話をしたので，同居の両親は，借金のことは知っている。弁護士に相談して，問題が片付けば大丈夫。あまり心配をかけないように，実家を出て，ひとり立ちする予定。

【上司】

借金のことや，株式投資のことなどは，上司や職場の同僚には話していない。（知っている人はいるか？　との質問に対して）いるかもしれない。

【主治医】

借金のことは，紹介状にも書いてあったので主治医も知っていると思う。あまり診察では話をしない。睡眠が取れるようになったので，よかったと話していた。

■客観的情報（Objective）

顔つきは前回よりも明るく，元気な印象。仕事の話になると，目を閉じて，ずっとしゃべりつづける。借金の話も，自分からいろいろな手法について話す。とても落ち着いた口調。

■見立て（Assessment）

【健康面】

- 睡眠薬を処方されており，睡眠の問題は改善。日中のパフォーマンスもやや改善している。
- 借金やギャンブルの問題は続いており，借金の額もかさんでいる。
- 本人は自己破産の手続きを考えているというが，またひとり暮らしを始めようとしていたり，どこまで現実的に検討しているかは不明。
- ギャンブル依存の状態と思われる。主治医への紹介状にはある程度は記載した。今後，専門的な治療にどうつなぐかが課題。
- 現時点では，人事・上司に対して産業医からは借金などの話は伝えていない。

【就労面】

- 眠気は改善してきている。仕事は上司に調整してもらっている状況。
- 就労は可能な状況。

【生活面】

- ひとり暮らしをしていたが，借金のため，現在は実家で両親と同居している。
- 借金の返済のために父親からお金を借りている。

- 両親が借金の問題をどこまで把握しているか，どのように関わっているかは不明。
- 家族から専門機関への相談や受診を行ってもらうことも検討。

■対応計画（Plan）（ケースの問題点に対応）

＃1. • 借金の問題に対して現実的な検討を促していく。

＃2. • 現在の主治医に通院を続ける。次回の面談でギャンブル依存の治療の状況を本人に確認し，主治医経由もしくは産業医から専門的な医療を行っている病院を紹介する。

＃3～4. • 治療継続。経過観察。就労パフォーマンスの低下や様子の変化などがあれば，職場からも連絡をもらう。

＃5～6. • 問題が大きくなるようなら，人事担当者や家族への情報開示も検討する。家族から専門機関への相談を行ってもらう。

■次回予定

1カ月後。

■人事担当者への報告

通院治療を開始し，不眠症状などは改善してきているようです。日中の眠気もなくなってきたとうかがいました。今後も定期的に面談を行って治療状況をフォローしていきます。職場で変わった様子などがありましたら，都度，ご連絡ください。次回の面談は1カ月後の予定です。

第13章 1年たっても仕事を任せられない新入社員の事例

ケースのねらい

この事例は，入社後，仕事のミスが減らない，仕事をなかなか覚えられない，スケジュールが守れない，などの問題が続いて周囲を困らせる新入社員の様子を描いたものだ。この事例を通じて，発達障害が疑われる事例への対処のポイント，介入の進め方などについて考えていただきたい。

おもな登場人物

平川さん……………23歳の男性，入社10カ月の新入社員。
藤本産業医…………おもな対応者。本社事業所の専属産業医
小坂マネジャー……50代の男性，平川さんの上司。

設問

問１　平川さんの問題を，①健康上の問題，②職場の問題，③プライベートの問題のそれぞれに整理して説明しなさい。

問２　発達障害の問題で業務遂行に支障が出ていると思われる従業員がいたときに，本人の就労支援や適応支援に利用できる外部リソースにはどのようなものがあるだろうか。それらを利用する場合，どのような点に留意すべきか。

問３　本人に「発達障害」についてどのように説明するとよいだろうか。また，健康管理室で実施できる就労支援にはどんなものがあるだろうか。あなたが担当する事業所でこのような事例があったときにどう対応するか，考えてみよう。

1．ケース：1年たっても仕事を任せられない新入社員の事例

藤本産業医は，ある住宅メーカーの本社事業所に勤務する専属産業医である。本社事業所の従業員数は約1,100名で，常勤の藤本産業医と，常勤の産業看護職１名，衛生管理者１名が健康管理室に勤務している。

あるとき，営業業務部のマネジャーの小坂さんから健康管理室に相談があった。今年の新入社員の平川さんの件だという。藤本産業医はさっそくスケジュールを調整し，小坂さんから話を聞くことになった。

小坂さんは50代の男性社員。温厚な笑顔が印象的なベテランの管理職だ。やさしくて部下思いだと評判だが，いい人すぎて優柔不断なところもあるそうだ。

「小坂さん，こんにちは。部下の平川さんの件だとうかがっていますが」。藤本産業医が話を促すと，小坂さんはノートに記したメモを見ながら話し始めた。

「はい，平川さんは今年の新入社員で，もう入社して10カ月くらいたつんですが，なかなか仕事を覚えられないというか，仕事がまったくできないというか……。指導役の社員も苦労していて，どう対応したらよいのか，もしかしたら何か病気ではないのかと思って，対応についてうかがいたいんです」

「なるほど。具体的にどんな場面で困ってらっしゃるんですか？」

「まず，日報を書かせているんですが……」と小坂さんは書類の束を取り出した。

「こんなふうに，新入社員にはその日にやったこと，その日に気づいたことを日報に書いてもらって，指導役の社員に見せて一日を振り返るということをしているんです。ところが，どうも文章が小学生の感想文のようで，何度指導してもうまく書けないんです。それから，ふつうの社員であれば日報に30分もかからないのですが，平川さんの場合は１時間以上もかかるんです。文章がおかしいところを指摘すると，修正にさらに１時間以

上もかかるんです」

小坂さんが持ってきた書類は，平川さんが書いた日報のコピーだった。日報には「その日の作業」と「所感」とを記入する欄がある。所感の部分には，「〜の話を聞いて〜と思った」「〜の研修では〜と思った」など，どのページを見ても「〜と思った」で終わる文が並んでおり，それに対して，先輩社員がていねいに赤ペンでコメントをつけていた。

「なるほど。確かに，これでは日報としては不十分かもしれませんね」

「そうなんです。もっと自分が気づいたことを書くようにとか，日々の作業で学んだことや，疑問点，課題に感じたことを書くように，と指導しているんですが，ぜんぜん書き方が変わっていないんです」。そう言うと，小坂さんはため息をついた。

「日報の他に，仕事で気になることはありませんか？」。藤本産業医がそうたずねると，小坂さんはパラパラとメモをめくった。

「ええと，社会人の基本というか，時間管理やスケジュール管理，自己管理が全然できていないんです」

「自己管理ができていない，といいますと，具体的にはどんな状況なんですか？」

「スケジュール管理が全然できないんです。毎朝，今日はどんな作業をするか，その日のスケジュールを先輩社員と確認するようにしているんですが，仕事の時間の見積もりが甘いのか，作業をしているうちに他のことを忘れてしまうのか，予定していたことができないんです。仕事中は，何かを一生懸命やっていることもあれば，ぼんやりして，仕事が手についていないように見えるときもあります」

「一日の仕事のスケジュールを毎朝確認しているのに，そのとおりに作業が進まないんですね。そのことを先輩や上司から指摘されたとき，平川さんはどんな反応でしたか？」

「平川さんは『この作業に時間がかかってしまった』とか，『時間がかかってしまって，どうしようかと焦っているうちに，他の作業をするのを忘れてしまった』なんて言うんです。そんなに時間がかかる仕事ではないし，１時間もあれば終わる作業なのに，本人は２時間も３時間もかけています。時間がかかっても確実にこなしてくれるならまだいいんですが，ミスも多くて，何度注意しても直らないんですよ」

「時間もかかるしミスも多いんですね。具体的には，どのような仕事をしているんですか？」

「最初はFAXで届く注文書の処理をお願いしようと思っていたんです。FAXで毎日届く注文を，社内の発注システムに入力して，商品を手配する仕事です。注文書は商品ごとにいくつか種類があるんですが，最初はその一部の注文について，商品番号とか数量とかを間違えないように社内システムに転記する，という作業をお願いしていたんです。ところが，何度注意しても，記載ミスがなくならないんです」と言うと，小坂さんはまた，ため息をついた。

「まあ，だれでも慣れないうちはミスもあるだろうから，別の誰かがダブルチェックをするようにして，平川さんにミスを修正させていたんです。でも，指摘したミスが全部直っていなかったり，なぜか別のところまでいじってあって，しかもそれが間違えていたりするんです。結局，手間が何倍にも増えるので，最近ではミスがあっても本人に直させず，他の人が代わりに修正しています。発注の連絡にミスがあっては大変なので，別の部署への異動も考えています」

その他，指示をしたとき，本人は「わかりました」と元気に答えるが，その後，何か作業をしているとその指示を忘れてしまうことも多いそうだ。指示を復唱させても，メモを取らせてもうまくいかないという。

しかし，本人は真面目に一生懸命がんばっているようなので，上司としてもなんとかしてあげたいと思っているが，なかなか成果が出ないので，どのように対応してよいかわからない，というような話が続いた。

上司から話を聞いた藤本産業医は，平川さんの問題にはなんらかの発達障害の影響がありそうだと考え，さらに質問を続けた。

「それ以外に，たとえば，遅刻をするとか，会議に遅れてくるとか，そういうことはありますか？」

小坂さんの話では，毎朝８：30に出社するよう指示しているが，いつも出社は時間ギリギリで，５～10分程度遅刻することがよくあるということだった。

「本人に注意すると電車が遅れたと言うんです。『電車が遅れてもいいように，10分前に家を出るようにしたらどうか』と提案してみたんですが，いっこうに改善されません。会議にもよく遅れてきます。いつも『直前にバタバタしていて，つい時間に気がつかなくて』と言い訳をしていますが，そんなにバタバタするような業務量でもないと思うんですが」。小坂さんは，どうしてそうなるのかわからない，というような表情でかぶりをふった。

「そうですか。まわりの空気が読めないというか，状況にそぐわない発言をすることはありますか？　たとえば，明らかに忙しそうな相手に声をかけたり，全体会議で誰も発言しないのに一人だけ手を挙げて発言したり，というような」

「はい，あります。他の人が話し込んでいるときに，突然，関係のない話で割り込んできて，こっちはビックリしているのに，本人はまるで気にしていない様子だったり，あと，部の全体会議でも，あまり遠慮せずに初歩的な質問をしたり，的外れな質問をしたりして，『なぜ，その場面でそんな発言をするんだろう？』と不思議です」

「先ほど，本人の書く文章が初歩的なというような話がありましたが，話す内容はどうでしょう。何を言ってるかがわからないとか，こちらの指示がなかなか伝わらないとか，たとえ話が通じないとか，口頭のコミニケーションで困ったことはありませんか？」

藤本産業医がそう質問すると，小坂さんは，はっとした表情になった。

「あります，あります。世間話や雑談をしているときはあまり感じないのですが，本人から仕事の相談を受けるときに，彼が何に困っているのかがわからず，こちらが細かく質問をしてようやく状況がわかる，ということがよくあります。それから，こちらがいろいろ説明しても，本人にはあまり通じていないというか，本人が『わかりました』と言っても，その後もよくミスをするので，きっとよくわかっていないんだろうなと思うことがあります。話があまりかみ合っていない感じがします」

上司の小坂さんからひととおり話を聞いて，藤本産業医は平川さんの行動や業務パフォーマンスの問題は，自閉性スペクトラム障害（ASD）や注意欠如多動性障害（ADHD）のような発達障害が影響しているのではないかと考えた。

業務においては，特に，文章の作成や説明が苦手，スケジュールの管理が苦手，いくら指導してもミスが多く仕事を任せられない，作業の段取りをうまく立てられない，何かの作業をしていると他のことを忘れてしまうなどの問題があるようだ。まずは平川さん本人とも話をして，平川さんがこの状況をどう認識しているのか，本人はどんなことに困っているのかを確認する必要がある。平川さんへの指導や接し方についてのアドバイスは，本人との面談後，上司の小坂さんに改めて話をすることにした。

この時点での面談記録のサンプルを 3．に掲載しています。

翌週，平川さんと産業医面談を行うことになった。

「失礼します。営業業務部の平川です。よろしくお願いします」と，部屋に入ってきた平川さんは，新入社員らしく，礼儀正しく挨拶をした。身だしなみもきちんとしている。

「はじめまして，産業医の藤本と申します。今日は，上司の小坂さんからの依頼があって，面談に来ていただきました。体調や業務のことで心配なことがあるとうかがったのですが，まず，体調のほうはいかがですか？入社してから，あるいは最近，体調を崩すことはありませんでしたか？」と，いつものように面談がスタートした。

平川さんの話では，入社してから半年間ほど体調が悪かったという。風邪をひいたり胃腸炎になったりして，会社を休むこともときどきあったそうだ。「就職して生活リズムが変わったせいかもしれない」と平川さんは話していたが，その後，体調はだんだん落ち着いてきて，今では特に体調に問題はないそうだ。

「仕事のほうはどんなことをしているんですか？」と，藤本産業医がたずねると，「お客様からの注文の情報を発注システムに入れる作業をしています」と，はきはきと答えた。

「仕事でミスをしたりして注意を受ける回数が多い，と上司の小坂さんからうかがっていますが，どんな感じなんですか？」と，少し踏み込んだ質問をすると，平川さんは少し考えた後，次のように続けた。

「自分ではできていると思っても，先輩にチェックをしてもらうと，できていないと言われることが多いんです。同じ間違いをしないように自分でもチェックをしているんですが，間違えていると言われます。覚えることが多くて大変です。経験を積んで，間違いを一つひとつ直していって，早く一人前になりたいです」

「どんなときに間違えているんですか？　チェックをしても間違えてしまうのはどうしてなんでしょう？」と産業医がたずねると，平川さんは申し訳なさそうな表情になった。

「これをやってあれをやって，と急に指示されたときや，何か手順を間違えそうになってしまったとき，どうしていいのか，軽くパニックになるというか，あわててしまいます。そんなふうに焦ってしまうと，チェックが漏れていたり，手順を忘れてしまったりして，仕事がなかなか進まず，また注意されてしまいます。メモを見返すのを忘れたり，手帳にメモしたこと自体を忘れてしまって……。予定が急に変わったりすると，そのことばかり気になって，焦ってしまって，そうすると，他の大事な仕事や会議のことを忘れてしまって，また注意されるんです」

平川さんとの初回の面接は50分ほどで終了した。初対面だったせいか，少し緊張していたようにも感じられたが，平川さんは，真面目な態度で面談に応じてくれた。自分から積極的にしゃべるというタイプではないが，質問したことには十分に話をしてくれたように思う。視線が合わないということもなく，面談中の姿勢や行動にも特に違和感はなかった。また，会話の内容や質問への返答については，話がかみ合わないというほどの印象はなかった。

やはり，業務上の問題の背景には発達障害の問題がありそうだ。指示の内容や注意したことを守れずにミスが多い，急な予定の変更に戸惑って対応できなくなる，相手に伝わる文章の作成や報告がうまくできない，などの問題については，本人にもその認識があり，職場の認識と大きくは食い違っていない。しかし，本人は「新入社員で，経験が足りないのでミスをするのも仕方がない。今後，経験を積めば，ミスも減ってくるはずだ」と考えているようだ。

また，現時点では，二次的な抑うつなどの症状は出ていないが，入社直後は体調を崩しがちだったという。もしかしたら仕事のストレスや疲労による不調だったのかもしれない

さて，このあと，上司の小坂さんにどう報告したものだろうか……。

後日，上司の小坂さんに，平川さんとの面談結果を報告することになった。藤本産業医は，平川さんの業務上の特徴的な行動を示しながら，「こういう行動が見られるのは，おそらく発達障害の影響があると思われます」と説明した。

「一般の新入社員に対して行うような通常の指導方法では，平川さんにはあまり効果的ではないようです。業務の指示をするときには，なるべく手順を文章にして，作業を区切って少しずつ指示するとか，本人が予定の変更に対応できずに困っているときには声をかけて，まず何をするべきかを確認するなどの工夫が必要だと思います。また，作業の抜け漏れがなくなるよう，作業手順をチェックリストにして活用すると，ミスも減ると思います」

すると，それまでメモをとりながら話を聞いていた小坂さんは，顔を上げ，姿勢を正した。

「やっぱり発達障害ですか。最近，TV でもそういう話を聞くようになって，そうじゃないかなあと，うすうす感じていたんです」。これまで我慢していたものが一気に流れ出たかのように，小坂さんは勢いよく話し始めた。

「発達障害っていうのは，病院に行って診断を受ければ，治ったり，軽くなったりするんですか？　平川さんは真面目でいい子だと思うんですが，顧客対応の仕事を任せるには，まだとても不安ですし，今の様子を見ていると，この部署に置いていていいのかな，という気がします」。職場での対応にかなり悩んでいたようで，苦悩の色が表情に見てとれる。

「先生，発達障害のことを本人に伝えたほうがいいんでしょうか？　それとも，本人には伝えず，まわりが努力して本人に合わせた対応をするしかないんでしょうか？　できれば，産業医の先生から伝えていただけませんか？」

2．解説

（1）この事例における問題点——問1のヒント

この事例では，平川さんの上司から，業務上のミスなどの問題について相談が寄せられています。具体的に話を聞いてみると，文章の作成や説明が苦手，スケジュール管理が苦手，突然の予定変更に対応できない，いくら説明や指導をしてもミスが多くて仕事を任せられない，などのいくつもの問題が，入社以降ずっと生じているようです。

こうした問題の背景には，ASD や ADHD などの発達障害の存在が考えられます。本人の行動の特徴や，体調不良の有無について情報を集めながら，ミスを防ぐためにどのような工夫をすればよいのかを検討していかなければなりません。必要に応じて，外部の専門機関へのリファーについても検討が必要です。プライベートの問題については，現時点の情報からは不明です。

（2）職場での発達障害——問2のヒント

発達障害とは，ASD，ADHD，学習障害（LD）など，脳の発達に関する障害の総称です。ASD というのは自閉症やアスペルガー症候群が統合された診断名です。

発達障害のある人は，子どものうちから，他人との関係づくりやコミュニケーションなどが苦手な傾向があります。障害の程度が軽い場合には，学校ではあまり大きな問題とならないこともあります。しかし，就職してからは，場面にふさわしいコミュニケーションができない，業務の指示や段取りがうまく理解できない，仕事がなかなか覚えられないなどの問題が顕著になることがあります。職場でトラブルとなったり，業務に関連するストレスが原因で，不眠や抑うつ症状など，二次的なメンタルヘルス不調となることもあります。

障害の程度は人によってさまざまで，ASD，ADHD，LD のそれぞれの特徴の現れ方についても個人差があります。また，複数の特徴を合わせ持っている場合も多く見られます。産業保健専門職としては，職場でみられる発達障害の問題について基礎的な知識を持っておき，どのような問題が起きているのか情報収集したうえで，必要に応じて専門的なリソースを紹介できるようになっておきたいところです。

（3）ASD・ADHD・LD の特徴――問 2 のヒント

ASD のある人は，人とのコミュニケーションや関わりに難しさが生じることが多くなります。興味や関心が狭い範囲に限られやすく，独特のこだわりや振る舞いが見られたり，柔軟な行動が取れなかったりすることがあります。そのため職場では，要領よく業務指示を理解できない，手短に説明できない，物事を全体としてとらえるのが苦手，仕事の手順が変わると対応できない，特定の業務手順ややり方にこだわってしまう，作業効率が悪い，話を聞きながらメモを取れない，対人交渉が苦手でやりとりがうまくかみ合わない，という問題が起きやすくなります。

ADHD のある人は，注意が散漫だったり，じっとしているのが難しくて衝動的に行動したりする傾向があります。不注意の傾向が強い人は，段取りよく作業をしたり，順序よく作業していくのが苦手で，職場では，業務のミスや作業の抜け漏れの多さを訴える人も多いです。持ち物を頻繁に忘れたりなくしたりすることもあります。

多動・衝動の傾向が強い人は，気分に大きなむらがあったり，急に考えが変わったり，思いついて行動してしまったり，周囲への気配りができなかったり，前後の流れを無視したり，作業をしていても別のことが気になってしまったり，感情をうまく抑えられなかったりすることがあります。

LDのある人は，全体の理解力などに問題はないものの，読み，書き，計算のうち，特定の課題に困難を感じていて，他の作業は問題なくできているのに特定の作業だけでつまづくことがあります。たとえば，黙読はできるけれど音読ができなかったり，モニターで文字を読むのは苦手だけれど，印刷されたものは読みやすかったりします。また，文字を書くことが難しかったり，極端に時間がかかったりする場合には，メモやノートをうまく書くことができない場合もあります。文字データの入力作業は問題ないのに，数字の入力のときだけミスが増える人もいます。

（4）業務面での対応のポイント——問3のヒント

発達障害に起因して業務遂行に関する問題が生じているときに，「やる気が足りない」「なぜできないんだ」などという一方的な叱責を繰り返しても状況は改善しません。叱責がだんだんとエスカレートし，パワハラのようになってしまうこともあります。

本人の特性によって違いもありますが「簡単な言葉で具体的に指示をする」「指示が伝わったかどうか復唱により確認する」「口頭の指示だけでなく，紙，ホワイトボード，メールなど，文字によるコミュニケーションを補助的に活用する」「作業をいくつかの工程に区分し，作業工程ごとに指示を出す」「指示したことが適切に行われたか，作業後に確認する」「マニュアルやチェックリストを活用して業務を行う」など，本人の苦手を補い，確実に業務を遂行できる工夫をすることが必要となります。

（5）産業保健スタッフとして実施できること——問2のヒント

発達障害の関連する事例に対しては，産業保健スタッフは，少なくとも次のようなことを行います。本人へのアプローチが難しい場合には，上司など職場の関係者が専門家に相談できるよう調整するとよいです。

①職場でどんな場面で困っているか，どんなふうに問題が生じているかを，上司や本人に具体的に確認する。
②発達障害の特徴の有無を確認し，発達障害かどうか，大まかな見立てを行う。
③利用できる外部機関があるか，相談できる専門家がいるかどうか調べる。
④産業保健スタッフと上司とで，発達障害に詳しい外部機関や専門家に，適切な対応方法について相談する。
⑤相談結果を踏まえて，社内でどのように対応するか，人事担当者などを交えて検討する。

（6）外部機関との連携――問3のヒント

発達障害についてのアセスメントや専門的なサポートをすべて社内の産業保健スタッフが行う必要はありません。必要に応じて，専門的な支援を行える外部機関の利用を検討したいところです。こうした専門機関の役割は，発達障害かどうかを調べることだけではなく，「何が苦手なのか」「どのようにすればうまく対応できるか」という点について，本人に対して助言やサポートを行ってもらうことです。

ただし，発達障害専門をうたっているクリニックは一般的に予約が取りにくいことが多いです。近隣の精神科やメンタルクリニックのなかで，発達障害に関する心理検査やアセスメント，本人へのサポートを行えるところがないか，電話などで問い合わせるとよいでしょう。また，地域の発達障害者支援センターで，職場からの相談に対応してくれる場合があります。外部EAP機関と契約している場合は，EAP内の専門家に相談できるかどうか，確認しておきましょう。

（7）「発達障害」という言葉を伝えるかどうか――問3のヒント

この事例でも上司から質問があったように，「発達障害」という名称を本人に伝えるかどうかが問題となる場面もあります。「発達障害」という言葉を聞いたときの，本人の反応はさまざまです。あまり抵抗感なく理解してくれる人もいれば，発達障害だと決めつけられたことへの不快感や拒否感，激しい怒りを示す人もいます。本人と産業保健スタッフとの信頼関係を損ねてしまうとその後の対応が難しくなるため，「発達障害」という言葉を本人に最初に伝える役割は，外部のクリニックに委ねてしまってもよいでしょう。

（8）「発達障害」という言葉を使わない対応——問3のヒント

不用意な発言で本人との信頼関係を損ねないようにするためには，「発達障害」という言葉を使わずに社内の対応を進める方法を知っておきたいところです。まず，本人から，どのような場面でどんな問題が生じているか，どんな場面で苦労をしているかについて十分に話を聞き，基本的な信頼関係を構築するように努めます。

十分に本人の話に耳を傾けたあとで，「あなたはこういう場面が苦手なんですね」「こういう状況で苦労しているんですね」「それは大変でしたね」「よくやってこられましたね」などとこれまで苦労してきたことを受け止め，さらに「どうすればよいか，一緒に考えていきたいと思います」と本人に寄り添う姿勢を言葉にして伝えます。

さらに「そういう場面で苦労している人が他にもいる」ことを説明し，「自分の苦手な場面について，自分にあった工夫をすると仕事もうまくいく」ことを伝えます。いくつか具体的な対処法や工夫について，本人と一緒に考えていきます。本人が実行できそうな対処法を見つけ，しばらく本人に試してもらって，また一緒に振り返りの作業を行います。職場の協力が必要なことについては，本人の了解を得たうえで，上司を交えて相談を進めます。

外部機関や専門家につなげる際には，「きちんと仕事を続けていくために，一度，専門家に相談してみませんか」「どんな場面が苦手で，どんな対応をすればよいか，専門家からのアドバイスをもらえます」などと説明するようにします。

3．面談記録の作成例

平川さんの事例について，面談記録の作成例を示します。

以下の面談記録は，平川さんの上司である小坂マネジャーから相談を受けたときの場面を想定して作成したものです。

細かい部分は事例の記述と異なる点もありますが，POMR 形式の面談記録の参考としてください。また，出来事の流れをわかりやすくするため，面談記録には「2018年」など，仮の年を記載しています。なお，これは「面談記録やケース対応の正解」を示すものではありません。面談記録の一例として参考にしてください。

また，この記録は平川さん本人が同席しない場面で，上司から聞き取った内容から作成していますので，本人には開示しない前提での記載内容となっています。面談記録の開示については，第6章を参照してください。

2019年2月○日 平川さんの件で上司の小坂マネジャーから相談があったときの面談記録の作成例

■経過

- 2018年4月新卒入社。初期研修を経て営業業務部に配属。

■ケースの問題点（Problem List）

＃1．仕事のミスが多い・減らない。
＃2．仕事がなかなか覚えられない。
＃3．スケジュールの管理ができない。
＃4．朝の遅刻や会議への遅刻が多い。
＃5．日報がうまく書けない。
＃6．どのように対応すればよいか上司が困っている。
＃7．二次的な抑うつや睡眠障害の有無の確認が必要。

■来談の経緯

平川さんの件で，上司の小坂マネジャーからの相談。

（※本人同席せず）

■主観的情報（Subjective）

4月に新卒で入社してきた平川さん。6月に営業業務部に配属された。他の新入社員と同様に営業のトレーニングや基本的な業務のOJTをうけている。もうすぐ入社から1年たつのに，仕事をなかなか覚えられないというか，まったく仕事ができない。指導役の社員も困っている。どう対応したらいいか。「発達障害」ではないか？

【日報】

小学生の書いた作文のよう。何度指導してもうまく書けない。日報は毎日，指導役の社員が内容をみている。最初は一緒に振り返り作業をしていたが，最近では，文章を添削するだけ。添削してもなかなか直らない。複数箇所の指摘をしても，1カ所しか直っていない。日報の作成に1時間以上かかる（他の社員は15分程度）。（日報の現物を見せてくれる）

【時間管理やスケジュール管理ができない】

自己管理ができていない。（具体的には？）毎朝，先輩社員と1日のスケジュールを確認するが，作業がそのとおりに進まない。本人は「集中しているうちに，他のことを忘れてしまった」という。

【仕事に時間がかかる】

他の社員だと1時間もかからずに終わる作業も，2～3時間たっても終わらない。時間がかかるうえに，ミスも多い。ダブルチェックをして，本人にミスを修正させようとしたら，どういうわけか，一つのミスを直すと，他のところを間違えてきたりする。FAXの注文の処理作業をお願いしていたが，最近では，ミスがあっても本人に修正させずに先輩社員が入力し直している。現場や客先に影響が出てしまう。

【仕事中の様子】

一生懸命やっているようにみえるときもあれば，ぼんやりしているような，手が止まっているときもある。元気はあるし，やる気もある。「わかりました」ときちんと返事をするので，なんとかしてあげたいとは思う。

【時間を守れない・約束を忘れる】

打ち合わせに遅れることもよくあるし，朝も遅刻が多い。いつもぎりぎりの出社になっているので，「5～10分くらい早めに家を出るように」と指示した。「わかりました」と元気に返事をするが，改善されない。

【空気が読めない・場にそぐわない言動】

言われてみれば，ある。忙しそうな相手に声をかけたり，部の全体会議で，誰も発言しないのに一人だけ手を上げて質問するとか。的はずれな質問というか，「なんで，今それを聞くんだろう」と不思議。ただ，新入社員で，まだ社内の勝手がわからないのかなと思っていた。

【指示や報告】

本人から報告や相談があっても，何を言っているのかわからないことがある。本人への説明や指示も，本人は「わかりました」と答えるが，実際にはミスをするので，正しく理解していない。日常会話や雑談では特に問題はない。

【体調】

風邪や胃腸炎で休むことが時々あったが，特に変わった様子はないと思う。

【今後の職場での対応】

現在は，顧客に直接関わらない仕事を担当してもらっているが，正直なところ，1人分の業務になっていない。他部署への異動も検討中だが，基本的な仕事ができないとどの部署に行っても苦労すると思う。どの職場でもやっていけるように，基本的な業務スキル程度は身につけさせてあげたい。

■客観的情報（Objective）

平川さんが書いた日報のコピー，発達障害に関するネット記事のコピーを持参。小坂さんは平川さんのことをとても心配している様子。

■見立て（Assessment）

【健康面】

- 発達障害による業務上の問題が生じている。ストレスによる二次性の健康問題に注意。上司の話では，特に健康上の問題はなさそうだが，本人と面談して聞き取りを行う必要あり。
- 遅刻が目立っている。睡眠障害の有無に注意。

【就労面】
- 業務面で，文章の作成や説明が苦手，スケジュールの管理が苦手，指導してもミスが減らない，作業の段取りがうまく立てられない，作業に集中すると他のことを忘れてしまうなどの問題が生じている。発達障害の可能性がある。
- 本人からも話を聞いたうえで，本人・上司のそれぞれに業務の進め方の工夫をしてもらう。
- 本人がミスをしても現場や顧客に直接の影響が出ないようにするため，上司は部署異動も検討している。
- 本人の業務スキルの向上について，上司は協力的な印象だが，どう対応してよいかわからず困っている。

【生活面】
- ひとり暮らしとのこと。生活リズムなどについても聴取が必要。

■対応計画（Plan）（ケースの問題点に対応）

＃１～５．
- 本人との面談で，仕事の問題について本人がどう捉えているかをヒアリング。
- 発達障害の可能性を念頭に置きつつ，本人の得意なところ，苦手なところを把握する。
- 本人が仕事を確実に進められる工夫を本人と一緒に考え，実践するよう促す。
- 職場での対応スキルを向上させるため，精神科，発達障害者支援センターなどの外部リソースの活用も検討。

＃６．
- 本人の了解を得たうえで上司にも情報提供し，本人への業務の与え方や業務調整について検討する。

＃７．
- 睡眠障害や抑うつ症状などがみられた場合には医療機関の受診をすすめる。

■次回予定

本人と面談（今月中）。

■人事担当者への報告

今年4月入社の平川さんについて，上司の小坂さんより相談を受けました。仕事のミスが目立つ，時間管理や仕事の段取りが苦手，日報を書くのが苦手，などの業務遂行上の問題が多々みられるそうです。本人からも話を聞いたうえで，今後の対応について，小坂さんと再度相談させていただく予定です。

第14章 不定愁訴から欠勤を繰り返す事例

ケースのねらい

この事例は，胃腸消化器系症状や頭痛，歯痛などの身体的愁訴や，その他の不定愁訴を主訴に年間で50日程度の休業を繰り返す従業員と，ある産業医の様子を描いたものである。この事例を通じて，不定愁訴から欠勤を繰り返す従業員への対応のポイントについて考えていただきたい。

おもな登場人物

吉田さん……45歳の男性。入社以来，公共インフラ事業に関する技術開発業務を担当している。体調不良を理由に4年前から年間に平均30日程度欠勤をしている。今年度も6月末で有休を使い切ってしまい，9月末時点で10日欠勤している。

鍋原産業医…35歳の男性。非常勤産業医として今年の4月に着任。10月から吉田さんの面談を担当することになった。

佐々木課長…45歳の男性。吉田さんの上司。吉田さんとは同期入社で，吉田さんの体調を気にかけている。

高橋さん……人事部で人事労務担当者。吉田さんの勤怠不良への対応に困っている。

設問

問1　吉田さんが欠勤を繰り返しているのはなぜだろうか。①健康上の問題，②職場でのパフォーマンスや勤怠の問題，③プライベートの問題のそれぞれを整理しよう。

問2　吉田さんが欠勤を繰り返さないようにするには，鍋原産業医はどんな対応をするとよいと考えられるか。

問3　あなたの職場で，吉田さんのように不定愁訴から欠勤を繰り返している従業員がいたら，産業保健スタッフとして，あるいは会社としてどのように介入すればよいだろうか。

1．ケース：不定愁訴から欠勤を繰り返す事例

鍋原産業医は，公共インフラの事業などを幅広く手がける企業の，本社事業所の非常勤精神科産業医である。本社事業所は東京にあり，従業員数は300人程度である。鍋原産業医は今年4月から，月1回，1回4時間訪問している。本社事業所には健康管理室があり，常勤の保健師が産業医面談の日程調整などの業務を行っている。

同社では，「心の健康問題により休業した労働者の職場復帰支援の手引き」を参考にした，復職支援の社内ルールが作られている。社員は年間に20日の有給休暇を取得でき，休業に関する制度としては，①療養休暇（健康問題で会社を休む場合，診断書を提出すれば最大1年半利用でき，その間給与は満額支給される），②私傷病休職（療養休暇期間内に健康問題が改善しなかった場合に最大1年半利用でき，その間給与は傷病手当金を申請すれば満額支給される）など，最大3年間休業が可能である。

無断欠勤に関する懲戒規定は定めているが，通常欠勤に関する規定は就業規則には特に定められていない。

ある年の10月，会社の人事労務担の高橋さんが鍋原産業医をたずねてきた。毎年欠勤を繰り返し，勤怠が不安定な吉田さんへの対応について相談したいという。高橋さんによると，吉田さんはここ4年ほど，毎月5～6日，年間で50日程度，体調不良により会社を休んでいる。年間20日間の有給休暇だけでは足りず，毎年30日ほど欠勤している状況だ。

高橋さんは，勤怠の状況を印刷した紙の束を見ながら話を続けた。

「毎年注意はしているのですが，勤怠がなかなか改善せずに困っています。4月に有給休暇が付与されても，3カ月くらいで使い果たしてしまい

ます。その後は，ある週に2～3日休んだと思ったら次の週は毎日会社に来て，また翌週には2～3日休む，といったことを繰り返す感じです」

「就業規則では，7日連続で会社を休んだら診断書を提出させることになっていますが，7日連続では休まないのです。今年も6月末には有休を使い切ってしまい，もう，すでに欠勤が10日になっています」

「人事としてもこのままにしておくわけにはいかないので，来年からは『有休を超過しての欠勤が多い場合は懲戒の対象となる』ことを伝え，指導する予定です」

鍋原産業医は，吉田さんの欠勤の理由についてたずねてみた。

「上司の佐々木さんには，のどが痛いとか，お腹が痛い，頭が痛い，歯が痛いなど，基本的には『どこかが痛い』と連絡があります。きちんと病院へ行くように伝えているのですが，本人は『2～3日で良くなるから様子をみたい。病院に行っても痛み止めしかもらえない。過去にも何度も受診したが，そのたびに原因がわからないと言われるので行っても仕方ない』と言って，受診はしていません」

「ただ，会社に来ればそれなりに仕事をこなしているようです。しかし，急に休まれると困るような仕事はアサインできず，来たときにやってもらえばいいような仕事を与えているそうです」

これまで前任の産業医が定期的に吉田さんとの面談を行っており，体調を確認したり，受診を促したりしていたそうだ。今後，鍋原産業医にも面談を継続してほしいという。

翌月の11月，鍋原産業医は吉田さんと産業医面談を行った。吉田さんは，やせ型で身長は170cmくらい，眼鏡をかけていて，顔色は少し赤黒い感じであった。質問に対しては少し考えてからゆっくり返答を始めるが，話がかみ合わなくなるようなことはなく，全体的にまじめで神経質そうな印象であった。

面談では，最初にこれまでの体調の経過について確認し，ここ最近の状況についてうかがった。吉田さんの話によると，毎年有休が付与されると，つい気がゆるんで有休を使ってしまい，5～7月頃には有休が無くなってしまうこと，その後は，なるべく体調を優先して無理をしないようにしているので，月に数日会社を休んでいるとのことだった。

「過去に２回休職していて，１回目は半年，２回目は１年も会社を休んでしまいました。もう長期の休職はしたくないので，今は体調的にはなるべく無理をしないようにして，不調を感じたら早めに休むようにしています。欠勤すると月の給与が減ってしまうのが痛いですが，背に腹は代えられないというか，体調のほうが大事なので仕方ないかなと思っています。そうすることで，ここ４年は長期には休まずに済んでいます」

今年度の仕事の様子については，ここ数年とあまり変わらない感じではあるが，10月に多くの業務を担当していた同僚が異動してしまい，その影響で業務が増えたため，現状に少し戸惑っているとのことであった。

さらに，10月以降は上司の佐々木課長が他部署と兼務となり不在になることが多くなり，佐々木課長が不在のときはチームリーダーの指示を受けて仕事を進めているとのことだった。

「仕事は増えましたが，内容的には経験があるので対応できています。まわりも大変な時期なので，がんばらないと，という感じです」

現在の体調については，のどが痛くなったりお腹が痛くなったりといろいろあり，日によって違うが，早めに休めば２，３日で回復するので特に問題ないと思っている様子だった。

「病院に行っても，結局は原因不明と言われて，特に治療もされないので，今はもう受診はせず，家で様子を見ています」

鍋原産業医は，身体症状の背景に内科的な原因が特に見つからない場合には，ストレスなど精神的な要因から症状が出る場合があることを伝え，何か思い当たるストレスがありそうかについて聞いてみた。

「ストレスですか，今は特に思いつかないです。医者にも原因不明と言われますし，なぜ調子が悪くなるのかはよくわかりません」

鍋原産業医が「ちなみに，以前，長期療養していたときも，同じように不定期に体調が悪くなっていましたか？」とたずねると，吉田さんは「うーん，いいえ，家で休んでいた頃はそんなことはありませんでした」とのことであった。

鍋原産業医は「なるほど，そうすると，あまり自覚がないだけで，知らず知らずのうちに仕事やそのほかのことからストレスを感じているのかもしれません」と返し，「どんな些細なことでもいいので，何か気になることはありますか？」と再度たずねた。

「そうですね……。今は，異動もあって，うちの部署の業務に精通した人がいないので，人手不足な感じはありますね。その分私が頼られているところもあり，その点にはやりがいを感じるのですが。今のチームリーダーも他部署から異動してきた人なので，そこまで仕事の内容を理解しているわけではないですし。そういう状況なので，同僚の仕事の相談に乗っているうちに時間がなくなってしまい，自分の仕事は残業して片付けたり，家に持ち帰ったりすることはあります。仕方がないとは思いつつも，人の手伝いをして自分の仕事が終わらない状況には，負担感を感じることはありますね。とはいえ，体調を崩しやすいので，体調が良いときはできる限り全力で仕事をこなすようにはしています」

さらに，家庭での様子をたずねてみた。

「妻と一人息子と３人暮らしです。息子は中学３年で高校受験を控えていますが，反抗期なのか，中学に上がってからはよく妻と口論していて，私が仲裁に入らないといけないので疲れます。また，近くに住む祖母の認知症の介護の手伝いがあり，そのせいで会社を休まないといけないこともあります。お恥ずかしい話ですが，息子は出来が悪く，受験をクリアさせるのは親としても大変なところです」

そう言うと，吉田さんは苦笑いを浮かべ，こう付け加えた。「しかし，まあ，どこの家も似たようなものでしょうから，特段ストレスとは思わないです。嫌にはなりますし，家に帰りたくないと思うときもありますけどね」

■ この時点での面談記録のサンプルを３．に掲載しています。

2．解説

（1）不定愁訴から欠勤を繰り返す事例――問1のヒント

不定愁訴から欠勤を繰り返す事例では，本人がストレス要因に対して鈍感であったり，体調に影響を与えているストレス要因の存在を否認したりする傾向が見られることがあります。

たとえば，ストレス要因の振り返りを促しても，「周りはもっと大変，これくらいふつう，今までもこれくらいのことはあった」などと言い，ストレス要因の影響から体調を崩している可能性をあまり認めようとせず，「疲れているだけで，いつもこんな感じ，少し休めば回復する」など，本質的な問題の解決につながらない結論を導きやすい傾向がみられます。

不定愁訴に対して受診をすすめても，「数日休めば良くなるから受診は必要ないと思う」などと言って受診したがりません。受診したとしても，ストレス要因の影響による精神的な問題であることを認識できず，内科・神経科・整形外科などをいくつも受診し，その結果「受診しても体調は良くならないから，受診には意味がない」という認識を強めたりする事例もあります。

（2）少しでも症状があると会社を休む傾向も――問1のヒント

身体的な不定愁訴から不調や欠勤を繰り返す事例では，頭痛などの身体症状に対して通常よりも過敏に反応する傾向がみられることも多いです。少しでも症状を感じると会社を休むような事例では，本人としては「大事を取って休む」とか，「出社できる状態ではないから休む」と考えている場合がありますが，医学的には「身体的な不調に過剰に意識が向くことで自覚症状が悪化する」といった問題が起こっている可能性があります。

加えて，本人が元々会社に行くことに抵抗を感じている場合は，さらに会社を休みやすくなります。しかし，会社に行くことへの抵抗感を本人が自覚できていないことも珍しくありません。

また，体調回復のために休むことを自分から選んだにもかかわらず，

「こんなに休んでしまってどうしよう，仕事がたまってしまう」などとあれこれ思い悩み，次の日はさらに会社に行きにくくなって続けて休んでしまう場合もあります。さらに，それが体調を悪化させ，場合によってはうつ病などのメンタルヘルス不調の再燃につながってしまうこともあります。

（3）プライベートの要因――問1のヒント

プライベートの問題が体調に影響している場合，本人からの聞き取りだけでは全容がわかりにくい場合があります。しかしながら，家族など，本人以外の第三者から様子を聞けるかどうかは事例ごとに状況が異なり，必要な情報を集めることが難しい場合もあります。

本人が会社に相談しにくい，あるいは相談することを避けるようなプライベートの問題としては，本事例のような子どもの教育や，それにともなう家族内不和の他にも，家族や親族とのトラブル，介護や相続の問題，アルコールやギャンブルなどへの依存，借金などの経済的な問題，などがあります。

（4）職場で起きてくる問題――問1のヒント

不定期に繰り返し会社を休むような状況では，上司は見通しを持って長期的な仕事を任せることは難しいと考えるため，あまり責任の重くない，納期にも余裕がある，個人の作業で済むような仕事を与える傾向がみられます。

一方で，本人としては責任を感じるような仕事ではないことを理由に，会社を休むことへの心理的な抵抗が小さくなり，さらに会社を休みやすくなる場合もあります。また，そのような仕事を与えられたことに対して「自分はもう期待されていないんだ」と思い悩んだり，まわりに申し訳ない気持ちになったりして体調が悪化し，それが原因で会社を休むといった悪循環におちいることもあります。

また，出社したときにはそれなりにパフォーマンスを発揮する事例や，急に休んでもあまり問題が起きない業務を担当している事例では，職場や上司が勤怠の改善に積極的な対応を取らないこともあります。

上司が本人をかばってしまうためか，あるいは，どのように対応してよいかわからないために，実際には頻回に遅刻していたり，しばしば会社を休んでいたりしても，上司から産業保健スタッフや人事担当者に積極的に連絡をしない場合もあります。

そのような例では，「欠勤で給与が控除されることで，すでに罰は受けている」「体調が悪くて休んでいるときに勤怠の指摘をするのは気が引ける」「厳しく言うともっと体調を崩すかもしれない」などといった考えから，勤怠管理に消極的になってしまうようです。

（5）欠勤を繰り返さないための手立て——問3のヒント

本事例では，吉田さんは過去数年にわたって欠勤を繰り返しており，本人は「長期の休業にならないように，無理をしないで早めに休むようにしている」と認識しています。

また，吉田さんの勤怠について，会社の人事担当者は長年困っていたものの，結果的に欠勤を認めてしまっていたという経緯もあります。

このような場合，まずは本人に欠勤についての認識を改めてもらい，会社からみたときの問題意識を本人に伝える必要があります。本事例において，吉田さんは欠勤について「早めに休むことで長期の休業をせずに済んでいる。休んだ分給与が減ってしまうが，体調管理のためには仕方ない」と考えているようです。そもそも，欠勤を人事担当者が問題視していることに気づいていない可能性もあります。

欠勤の取り扱いについては，基本的には労働者には労働契約に基づき就労する義務があるものの，その欠勤を認めるかどうかは就業規則などに基づいて会社が判断することになります。その点についてきちんと本人に説明し，会社としての認識を理解してもらうことが大切です。

（6）体調に影響を与える要因についての心理教育——問2のヒント

欠勤をせずに体調を安定させることが必要であることを本人が認識できたら，次に「なぜ頻回に体調が崩れるのか」について振り返り，問題の整理に取り組むことが有効です。産業保健スタッフが，ストレス要因と体調との関連についてわかりやすく説明し（心理教育），「身体科を受診して精査をした結果，身体的所見がみられない場合は，何かしらのストレス要因の結果，体調を崩している可能性がある」点を明確に指摘することが重要です。

この場合，本人の自覚の有無にかかわらず，ストレス要因となるものがあれば体調に影響が出る可能性があることを伝え，まずは職場の要因について一緒に振り返り，可能性のあるストレス要因をていねいに整理していきます。

その結果，本人に気づきが得られればそのストレス要因への具体的な対応方法を検討し，それでも何も思い当たらないようなら，生活記録表を一定期間記入してもらい，体調の変化と日常生活との関連を検討することが役立ちます。

（7）フォローアップを続ける——問2のヒント

面談を始めてしばらくの間は，あるいは勤怠が安定するまでの間は，月に一度など定期的に面談して体調の経過をフォローし，生活記録表をもとに前回面談以降の仕事や生活の様子を振り返り，体調の変化と生活の内容についてていねいに整理していくと，体調に影響しているストレス要因を見つけやすくなります。体調の変化に関する指標としては，睡眠リズムや，不調の初期症状として身体に出やすい症状などを記録してもらい，それらの指標に変化があった場合，その直前の仕事や生活でどんなことがあったのか，出来事を具体的に整理していきます。

（8）職場で不定愁訴から欠勤を繰り返している従業員への介入のポイント——問2のヒント

以下に，職場で不定愁訴から欠勤を繰り返す従業員への介入のポイントをまとめます。

①体調の様子や勤怠についてのこれまでの経過を整理し，どんな状況

で欠勤を繰り返しているのかを確認する。

②欠勤の取り扱いに関する就業規則を確認し，欠勤の意味合いや運用について人事担当者から本人に説明してもらう。欠勤に関するルールが明記されていない場合は，運用ルールを明確にし（○日休んだら診断書の提出が必要，○日休んだら休職とする，など），必要に応じて運用ルールを見直し整備する。

③職場での様子や仕事のパフォーマンスを確認し，仕事や職場の状況と体調との関連を整理する。たとえば，特定の仕事を任されたときや，特定の仕事の負荷がかかったときなど，体調に影響を与えている可能性のある職場の要因を検討する。

④本人の話だけではアセスメントに必要な情報が十分に得られないことが多いため，上司や人事担当者からも話を聞き，多角的な視点からの情報を踏まえて，総合的に問題をアセスメントする。

⑤体調に影響を与えている要因が整理できたら，それらへの対応を検討する。仕事がしやすくなったり，仕事がうまくいく工夫を一緒に考える。

⑥本人や上司などから情報を集めて問題を整理した結果，借金の問題，法律に関すること，社外のトラブルなど，産業保健スタッフのスキルや利用できる資源の面から対応が難しいと思われる場合には，外部の相談先や専門の医療機関などにリファーする。社内では会社で使える制度の紹介や，勤怠管理・体調管理などの対応を優先する。

3．面談記録の作成例

吉田さんの事例について，面談記録の作成例を示します。

以下の面談記録は，人事担当者からの依頼を受け，吉田さんと初めて産業医面談を行った場面を想定して作成したものです。

細かい部分は事例の記述と異なる点もありますが，POMR 形式の面談記録の参考としてください。また，出来事の流れをわかりやすくするため，面談記録には「2017年」など，仮の年を記載しています。なお，これは「面談記録やケース対応の正解」を示すものではありません。面談記録の一例として参考にしてください。

2017年10月○日 人事担当者からの依頼による吉田さんとの産業医面談（初回）記録の作成例

■経過

- 勤続約20年。過去2回，長期休業歴がある（2009年に半年間，2011年に1年半。メンタル不調。詳細は不明）。以後，長期休業はしていないが，体調不良を理由に有給休暇を取ることが増えた（一度の体調不良で1～3日程度）。
- 4年前（2013年頃）から，休業日数は年50日程度となり，有給休暇だけでは足りず，年間30日前後の欠勤が発生するようになった。4月に有給休暇が付与されると5～6月頃には体調不良を理由に有休を使い切ってしまう。

■ケースの問題点（Problem List）

#1. 不定愁訴による体調不良（発熱・腹痛・頭痛・のどの痛みなど）を理由に，毎月数日会社を休んでいる（年間で50日程度）。

#2. 本人が体調維持のために自己判断で早めに会社を休むようにしている。

#3. 過去に2回，メンタル不調での休業歴がある。

#4. 仕事や生活上のストレスが体調不良と関連している可能性があるが，本人の自覚が乏しい。

#5. 不定愁訴の治療のための通院ができていない。

#6. 周囲の異動に伴う仕事の環境の変化により本人の仕事の負担感が増している。

#7. 子どもの受験の問題。

#8. 祖母の介護の問題。

■来談の経緯

人事担当者の依頼で本人と面談。

■主観的情報（Subjective）

【体調不良での休暇について】

体調不良で休むことが多いので，上司・人事からよく注意を受けている。過去に

2回，長期休業した。1回目は半年。2回目は1年半。それ以来，体調を崩しやすい。長期に休むのはつらかった。体調管理のために，不調を感じたら早めに休むように気をつけている。欠勤の分だけ，給料が減ってしまうが，背に腹は変えられない。

発熱，喉の痛み，腹痛，頭痛など，症状はいろいろ。病院に行っても，風邪か，胃腸炎と診断されて薬をもらって，ゆっくり寝ていれば2～3日で治る。以前と同じ症状のときは，家に残っている薬を飲んで様子をみていることも。

【病院での受診結果】

（体調不良を繰り返す件について，診察の結果は？）特には……。単なる風邪や，胃腸炎と言われる。繰り返す原因はわからない。

（精神科への通院は？）長期に休んでいたときは，通院していたが，復職してしばらくしてからは行っていない。（治療が終了したため？　それともだんだん行かなくなった？）もう大丈夫と言われた。

【最近の仕事について】

技術の仕事をしている。復職してから，ここ4年くらい同じ仕事を続けている。この10月で同じ仕事を担当していた同僚が他の事業所に異動してしまい，その影響でまわりはバタバタしている。自分の仕事も少し増えた。また，上司も他の部門との兼任になってしまい，不在がちになった。新しくチームリーダーがやってきたが，業務に精通した人がいなくなった。

【ストレスと体調不良との関連は？】

ストレスについては，あまり思い当たらない。病院でも原因不明と言われている。なぜ調子が悪くなるのか，よくわからない。以前，長期休業していたとき，家で休んでいた頃は，体調は落ち着いていた。

【ストレスについて，強いて言うなら？】

異動などで職場がバタバタして，人手不足になっている。その分，経験がある自分が頼られているところもあって，やりがいは感じるが，残業が少し増えているかな。人の手伝いをする分，自分の仕事が進まないので，家に仕事を持ち帰ることもある。

休んでいる分の迷惑をかけないよう，体調が良いときはなるべくがんばるようにしている。仕事のことは，ストレスだとは思わない。人間関係は特に問題はない。

【家庭について】

子ども（中3）の高校受験。妻と子どもの3人暮らし。妻と子どもは勉強のことでよく喧嘩をしている。仲裁に入るので疲れる。祖母が認知症になってしまい，両親が介護をしているが，自分も休みをとって対応することもある。

大変といえば大変だが，あまりストレスには感じていない。

■客観的情報（Objective）

痩せ型。まじめで神経質な印象。

■見立て（Assessment）

【健康面】

- 以前に2回，メンタルヘルス不調（詳細は不明）で長期休業歴あり。
- 復職後，頭痛・かぜ・腹痛などで体調を崩し，1～3日の休暇を頻回に取るようになった。年間50日程度（有給休暇だけでは足りず30日ほど欠勤が発生している）。
- 本人は「長期休業したくないので，早めに休んで体調を整えている」という認識。休まなくてもよい程度の体調不良で休んでいる可能性あり。
- 欠勤に伴う収入源については「(長期休業したくないので) 背に腹は変えられない」という認識。あまり抑止にはなっていない。
- 「ストレスはあまり感じていない」と話す。ストレスについての自覚があまりない様子。同僚や上司の異動に伴う仕事の負担増加，息子の受験に関する家庭内の問題，祖母の介護の問題などがある。そうした負担から体調を崩しやすくなっている可能性もある。
- 休んでいた分，周囲に迷惑をかけないよう，残業をしたり自宅に仕事を持って帰ったりすることもある。生活リズムが乱れることで不調を招いている可能性も。
- 前回の復職後，精神科の通院は途絶えている（治療が終了したのか，通院を中断したのかは不明）。
- 「会社をあまり休まずに体調を維持する」ことを当面のゴールにする。そのための工夫を本人・職場と検討していく。医療機関の受診，生活や睡眠のリズムを整える，業務負担の軽減，受験や介護の問題への工夫など。

【就労面】

- 休業が多い。同僚が異動したこと，上司が兼務になったことの影響で，業務負担の増加などがありそう。休んでいる分を取り返そうと残業したり，自宅に仕事を持って帰ったりすることもある。
- 人事担当者は，就労が不安定なことを問題視しており，定期的に産業医面談で体調をフォローしてほしいとのこと。
- 有給休暇を超えて休んだ日数は「欠勤」で処理し，就業していない時間数・日数の分だけ給与を減額する仕組みとなっている。上限の日数などは決まっておらず，人事制度上の歯止めがかからない。

【生活面】

- 息子（中3）の高校受験。勉強のことで妻と息子がよく口論になっており，仲裁に入らなければならないのが負担。
- 近くに住む祖母（認知症）の介護の手伝い。会社を休まなければいけないこともある。

■対応計画（Plan）（ケースの問題点に対応）

＃1．•どのようなときに休むのか，その直前にどんなことがあったか，仕事・家庭・睡眠リズムなどを確認。

＃2．•次回以降の面談で「会社をあまり休まずに体調を維持する」ことを当面のゴールにするよう本人に提案し，体調を崩さないための工夫を本人・職場と検討していく（生活や睡眠のリズムを整える，業務負担の軽減，医療機関の受診，受験や介護の問題への工夫など）。

＃3．•過去の休業歴について，症状・診断・治療内容などを詳しく聞き取る。

＃4．•不定愁訴が仕事や生活上のストレスの影響からきている可能性について話し合い，ストレスの体調への影響について気づきを促す。

＃5．•必要に応じて，体調の改善のためにメンタルクリニック受診が役立つ可能性があることを伝え，受診を提案する。

＃6．•本人から話を聞いたあとで，上司からも話を聞いてみる（職場での本人の様子，仕事の状況，欠勤についての上司の認識など）。

＃7．•次回以降の面談で具体的な困りごとについて話を聞く。

＃8．•同上。

■次回予定

１カ月後。

■人事担当者への報告

吉田さんと面談を行いました。産業医が交代して初めての面談だったため，今回は，これまでの経緯や体調の状況などについてお話をうかがいました。ご本人の了解を得ている範囲で面談結果を報告します。

頭痛・風邪・腹痛などの症状で休暇を取ることが多いとのことですが，現時点では，原因や，予防のための有効な方法は不明です。仕事の負担やその他のストレスが体調に影響している可能性もありますので，面談を継続し，ご本人からお話をうかがう予定です。業務面の調整の必要性が出てきましたら，都度，相談させていただきます。職場で何かお気づきの点がありましたら，またご連絡ください。

第15章 対人関係に強い不安を感じる事例

ケースのねらい

この事例は，対人関係のトラブルをきっかけに休職した女性の，復職を支援する心理士の関わりに関するものである。本事例を通して，依存性があるクライエントに対する関わり方について考えてみよう。また，休職中に事業場内で面談するときの注意点についても考えてみよう。

おもな登場人物

小石川さん……22歳の女性。独身，ひとり暮らし。金融関係の会社の総務課に勤務している正社員。短大卒業後新卒で入社し，現在2年目。

本郷心理士……35歳の女性。非常勤の事業場内心理士。

根津課長………小石川さんの上司。

設問

問1　小石川さんが休職したのはなぜだろうか。①健康上の問題，②職場の問題，③本人の問題のそれぞれを整理しよう。

問2　小石川さんが就業を継続するために，本郷心理士はどんな点に気をつけながら対応したらよいだろうか。

問3　あなたの職場で小石川さんのような事例があったら，どのように対応すればよいだろうか。

1．ケース：対人関係に強い不安を感じる事例

本郷心理士は，事業場内非常勤心理士として，金融関係の地方支店に5

年前から週１日勤務している。当事業場の健康管理体制は，本郷心理士のほかに，非常勤産業医１名（月１日）と，嘱託保健師１名（週５日）で構成されている。

あるとき，根津課長が健康管理室を訪問した。部下の小石川さんが昨日からうつで休職になったという。本人が言うには，同じ課の先輩従業員との人間関係がつらくて体調を崩したそうだが，根津課長から見ても，小石川さんと他の従業員との関係は，それほど悪そうには見えなかった。どちらかというと，最近ずっと小石川さんがふさぎこんでいる様子で，みんな心配していたという。

しばらく，本郷心理士が休業中の小石川さんと面談を行うことになった。健康管理室から小石川さんに連絡し，３週間後に面談を行うことになった。

初回の面談で，小石川さんは，職場でのつらい気持ちを涙ながらに語った。

「職場の先輩方は，自分よりも年がずっと上で，どうしても気を使ってしまいます。また，みんな10年以上の付き合いがあるので，２年前に総務課に配属されたときから，なんだか，受け入れてもらえないのではないかと不安でした。根津課長以外は全員が女性の職場なので，とても気を使います。最初の頃は，仕事のやり方がわからないとき親切に教えてくれたりしていたのですが，何回も私が聞くのがいけないのか，聞いても嫌な顔をされるようになったんです……」

「自分が飲み込みが悪いから，ダメなやつだと思われているんじゃないかとか，自分が知らないところで自分の悪口を言われているんじゃないかとか，自分だけこんなに仕事ができなくて，みんなの足を引っ張っているんじゃないかと，そんなふうに考えてしまって，これではいけないとは思っているんですが，自分の席に座っているだけでもなんだか緊張してしまうんです……。動悸がしたり汗をかいたりして，体調もおかしくなってきて，また，まわりの人におかしなやつだと思われているんじゃないかと思って……」

そんなふうに思うようになると，仕事でわからないことがあっても，先輩に質問するのが怖くなり，仕事もうまくこなせなくなってきたそうだ。仕事が終わって帰宅すると，ぐったり疲れていて，そのまま夕食もとらず眠り込んでしまうこともあり，だんだん，めまいや不眠などの症状が現れた。朝になっても起きられず，突発で有休を取得する日も出てきた。

自分でなんとかしようと思い，小石川さんは自宅近くにあったメンタルクリニックを受診したところ，主治医からは「いろいろな心配事があって体が疲れているみたいですね。少し会社から離れてゆっくりしましょうか？」と言われた。

自分でも限界だと思っていた小石川さんは，内心，休みたいと思っていたが，職場のみんなにどんなふうに思われるのかと心配になって，即答できないでいた。すると，そんな小石川さんの気持ちを察したのか，「いろいろなことが不安になってすぐには決められないんですね。ただ，不眠やめまいなど，体調も悪くなっているので，まずはゆっくり休みましょう」と主治医に促され，『うつ状態のため１カ月の休養を要する』という診断書が発行された。

ただ，会社を休み始めても，最初の２週間ほどは，自分が休んでしまってみんなに迷惑がかかっていないか，職場でどんなふうに思われているのだろうかと不安で，気持ちが落ち着かなかったという。今週になって，ようやく，会社のことを考える回数が減って，少しゆっくり過ごせるようになってきたようだ。

面談後，本郷心理士は，人事担当者と根津課長に小石川さんの様子を報告した。会社を休み始めてから，最近ようやく症状が落ち着いてきたこと，復職までにはもう少し時間がかかりそうなことなどを伝えた。また，根津課長に，小石川さんとまわりの従業員との様子について確認してみた。

「私から見ると，小石川さんと周囲の人間関係はさほど悪くはなかったと思います。確かに年配の女性社員ばかりなので，私も時々気を使うこともあります。繁忙期に声をかけたりすると，嫌な顔をされたり，少々きついことを言われることもありますが，小石川さんに特に冷たくあたったりという様子もありませんでした。昼休みも一緒にお弁当を食べていたりしましたし……。ただ，小石川さんは，どちらかというとおとなしいしいタイプで，時々私も声をかけるのですが，いつも『大丈夫です』とか『問題ないです』と言って，あまり自分から積極的に話をするほうでもありません。まわりと年齢差もあるので，気を使い過ぎてストレスになっていたのかなあと思います」

「教えていただいてありがとうございます。確かに小石川さんは，まわりに気を使ってストレスをためてしまうようです。今後，症状が改善してくれば落ち着いてくると思いますので，そのあたりの問題をどう調整するか，復職が近づいたときに改めて相談しましょう」

その後も，本郷心理士と小石川さんとの面談は続いた。体調も少しずつ回復しており，主治医からも「そろそろ復職のことを職場と相談しましょうか」と言われたという。しかし，本郷心理士との面談のなかで，小石川さんは「主治医の先生からは，そろそろ復職のことを職場と相談しましょうと言われました。総務課に戻るのが怖いんです。いきなり休んで迷惑をかけてしまったので，みんなにどう思われるのか，またあの環境で仕事が続けられるかどうか不安です。できれば，誰も自分のことを知らない新しい部署に異動して，一からやり直したいと思います。……でも，新しい部署でやっていけるのかと言われると，正直，自信はありません。どこに行っても，結局は同じことになるのではないかと心配です」と話した。

「主治医の先生はなんとおっしゃっているのですか？」と本郷心理士がたずねた。

「先生は，職場の先輩に話しかけるときに過度に緊張するのが原因だと話しています。どうしても総務課に戻るのが難しければ，異動することもひとつの解決法だけど，他の職場に異動したとしても，同じような状況になるかもしれないそうです。緊張しすぎないように，まずは薬で症状を抑えながら，少しずつ慣らしていきましょうと言われました」

「職場でそんなに緊張してしまうということを，上司の根津さんに相談してみたことはありますか？」

「いいえ，そんなことを話すと，私のほうがおかしいとか，ストレスに弱いと思われるのではないかと思って，一度も話したことはありません。わがままを言っていると思われたらどうしようって……。相談してもわかってもらえず，結果的に，この職場にいられなくなってしまうのではないかと心配なんです」

「もし，根津課長が，小石川さんの話をよく聞いてくれて，不安や心配事をきちんと理解してくれたとしたら，職場で感じる緊張は少し良くなると思いますか？」

「……それだけで良くなるとは思いませんが，もし，わかってもらえれば，少しは安心できるかもしれません。でも，根津さんには話したことがないので，わかりません。うまく伝えられる自信もありませんし。課長はお忙しいので，私だけにかまっている余裕もないし，かえって迷惑をかけるのではないかと心配です」

不安げな表情を浮かべたまま，小石川さんは大きなため息をついた。

「やっぱりこんな状況では，この職場で続けていくのは無理かもしれません。どうすればいいんでしょうか？」

この時点での面談記録のサンプルを3．に掲載しています。

2．解説

（1）この事例の問題点──問1のヒント

小石川さんは2年前に入社して総務課に配属されましたが，他の女性職員3名との人間関係に悩むようになり，徐々に，めまい，不眠などの症状が出現し，出社が難しくなっていきました。本人は，他の職員と打ち解けられていないと感じており，仕事でわからないところを質問したり，話しかけたりすることに不安を感じていました。次第に，職場にいるだけで緊張感を感じるようになり，疲労感が募っていました。徐々に不眠やめまい，気分の落ち込みなどの症状が出現してきました。

しかし，上司からの情報では，職場で特に人間関係が悪いようには見えなかったといいます。どちらかというと，小石川さんが話しかけるのを遠慮している様子がみられていました。小石川さん本人からの話にもありますが，「他の人から悪く思われたらどうしよう」と考え過ぎてしまい，過度に不安になっていたようです。

復職にあたって，本人は「他の職場に異動したいとも思うが，異動した先でも同じことにならないかどうか不安」と話しています。また，主治医から本人には，「職場の人間関係に緊張し過ぎないように，薬で症状を抑えながら少しずつ慣らしていくことが必要」と説明されています。復職にあたっては，本人の不安にどう対応するか，また，どのような環境調整を行うかが，大きな課題となっています。

プライベートの問題については，この事例のなかでは特に語られていません。

（2）対人不安について――問2のヒント

ある程度の対人不安は，誰もが経験する健康的な感情です。誰でも，緊張で手が震えたり，汗をかいたり，赤面したり，頭の中が真っ白になって何も考えられなくなったりすることがあります。多くの人は「初めての場面で緊張しているだけだ」「人が大勢いるから緊張しているのだ」と考えて，なんとかその場を乗り切り，同じような場面を何度か経験するうちに，だんだん状況に慣れてきて緊張も和らぎます。

しかし，小石川さんは「こんなことを質問して，どう思われるだろうか」「みんな仲が良さそうだけど，自分が声をかけても大丈夫だろうか」「みんなに悪く思われたくない」と考えてしまう傾向がありました。その結果，不安や緊張は大きくなり，周囲の人の反応が過剰に気になってしまいます。意識すればするほど，「やっぱりうまくいかなかった」「やはり嫌われたかもしれない」と悩んでしまうという悪循環におちいります。

（3）小石川さんが就業を継続するために対応に留意すべきこと——問3のヒント

小石川さんは，休業や治療によって症状が回復しても，「同じ職場に戻る自信がないが，他の職場に異動しても同じような状況になるかもしれない」という強い不安を感じています。

今後，小石川さんが就業を継続するためには，職場で対人不安を感じる場面があっても，過度に不安になったり体調を崩したりしないようなサポートが必要です。病院での治療を継続してもらいながら，対人不安の起こる仕組みや，自分の考え方や行動のクセなどについて理解してもらうとよいでしょう。

そのためには，心理教育やカウンセリングなどのサポートを得られるよう，本人から主治医に相談するように促します。不安への対処について書かれた書籍も多く発行されており，小石川さんに役立ちそうな書籍を主治医に推薦してもらうという方法もあります。

また，職場で「相談できる人」を増やすことも，小石川さんの不安の軽減につながります。たとえば，上司などに職場での心配事を相談できるようになると，復職に関する不安は一つ少なくなると思われます。

しかし，小石川さんは，「自分がわがままを言っていると思われるのではないか」「かえって上司を困らせてしまうのではないか」と，相談には消極的な態度を示しています。このようなときには，上司に相談する練習として，産業保健スタッフを交えた三者面談を設定するという方法があります。

まず，本人と上司のそれぞれに対して，三者面談の位置付けや目的について説明しておきます。本人とは，面談の際にどのようなことを上司に伝えるかを考えておき，ロールプレイなどの練習を行っておくとよいです。また上司には，小石川さんの不安に配慮した対応をお願いしておくとよいでしょう。

こうした三者面談は，本人の不安を軽減するためのきっかけづくりです。その後は，小石川さんが自分で上司に相談することを目標に，支援を継続しましょう。

3．面談記録の作成例

小石川さんの事例について，面談記録の作成例を示します。

以下の面談記録は，本郷心理士と小石川さんの直近の面談の場面を想定して作成したものです。細かい部分は事例の記述と異なる点もありますが，POMR 形式の面談記録の参考としてください。

出来事の流れをわかりやすくするため，面談記録には「2018年」など，仮の年を記載しています。なお，これは「面談記録やケース対応の正解」を示すものではありません。面談記録の一例として参考にしてください。

経過や問題点リストについては，前回までの記録と同じであれば省略してかまいませんが，ここでは面談記録の作成例を示すために省略せずに記載しています。

2019年７月○日　休業中の小石川さんとの面談記録の作成例

■経過

- 2017年４月，短大卒業後新卒入社。入社２年目。総務課に勤務。
- 入社以降，仕事のことで先輩に質問する際に強い緊張を感じる状況が続いた。2018年５月頃にめまい，不眠などの症状が出現し，メンタルクリニックを受診後，「うつ状態」の診断書で休業中。

■ケースの問題点（Problem List）

＃１．うつ状態で休業中（2018年５月～）。
＃２．めまい，不眠，気分の落ち込み，緊張。
＃３．周囲の先輩社員に気を使い過ぎて疲れてしまう。
＃４．復職への不安感。

■来談の経緯

休業中の面談。

■主観的情報（Subjective）

【体調】

引き続き落ち着いている。

【復職への気持ち】

復職したい気持ちもあるが，仕事のことを考えると不安になる。いきなり休んで迷惑をかけたので，みんなにどう思われているか。あの環境で仕事をするのは不安。できれば誰も自分のことを知らない部署に移動して一からやりなおしたい。ただ，新しい部署でやっていけるかどうか自信もない。結局は同じことになるのでは……。

【主治医】

そろそろ復職のことを職場に相談しようと言われている。先輩に話しかけるときに過度に緊張してしまうのが原因だと言われた。異動もひとつの解決だが，他の職場に異動しても同じことになるかもしれない。緊張をやわらげる薬で様子をみながら少しずつ慣らしていこうと言われた。

【復職について今心配していることは？】

同じ職場に戻って，うまくやっていけるかどうか心配。まわりはみんなベテラン社員で，自分よりずっと先輩。仕事でわからないことがあっても，「もう2年目なんだから」「こんなこともできないの」と言われるんじゃないかと，頭が真っ白になる。復職のことを考えると，そんな場面ばかり思い出してしまう。

【質問すると実際にはどうなる？】

基本的にはみんな親切なので，ていねいに教えてくれる。忙しいときは「ちょっと後にして」といわれることもある。実際には気にするほどのことではないかもしれないが，タイミングが悪かったなあ，どう思われたかなあと，そんなことばかりが気になってしまう。会社を休んでみんなに迷惑をかけているのに，こんなことばかり考えてしまうのが情けなくて……（涙ぐむ）。

【上司には相談した？】

こんなに緊張することは，今までは上司には話していない。わがままだとか，おかしなことを言っているとか思われたり，相談してもわかってもらえなかったら，この職場にいられなくなるのではないかと不安。

（もし，根津課長が理解してくれたら？）少しは安心できると思う。でも，話したことがないからわからない。休んで迷惑をかけているのに，これ以上わがままを言うのは申し訳ない。

【生活リズム】

朝は７時頃起きる。ご飯をた食べて，家事をしている。午前中は家の中にいることが多い。主治医から外に出るよう言われているので，午後からは，カフェや，ショッピングにでかける。なるべく歩くようにしている。疲れ過ぎてしまうことはないが，会社の近くや，職場の同僚がいそうなところには近づかないようにしている。電車にはあまり乗っていない。夜は23時過ぎに寝る。寝つきはよい。不眠は改善した。

■客観的情報（Objective）

表情も明るくなり，体調は良さそうだが，仕事のこと，職場のことを話しているときは不安げな表情になる。職場の同僚の話をしているときには涙ぐむ場面もみられた。

■見立て（Assessment）

【健康面】

- 休業後，不眠，気分の落ち込み，緊張などの症状は改善している。睡眠・生活のリズムも改善している。主治医の指示でなるべく午後からは外出するようにしている。午前中は家で過ごしていることが多い。引き続き外出練習を。
- 職場の対人関係に不安・緊張が強く，復職にも不安を感じている。職場にはなるべく近づかないようにしているとのこと。現時点では，まだ復職は難しそう。
- 先輩社員に仕事の質問をする場面で，相手にどう思われるか，嫌われないかと考え過ぎてしまい，強い緊張を感じる。

【就労面】

- 本人は「まったく別の部署に異動して復職したい」と感じているが，異動しても問題は解決しないかもしれないと理解している様子。
- 復職にあたっては，職場への不安・対人関係の不安の軽減が必要。

【生活面】

• ひとり暮らし。プライベートでの大きな問題はなさそう。

■対応計画（Plan）（ケースの問題点に対応）

＃１．　• 休業継続。引き続き主治医の指導のもと外出練習を続けてもらう。

＃２～４．• 不安や緊張を軽減するためのアドバイスを主治医に求めるよう促した。市販の書籍で参考になりそうなものを書店で探してみるよう勧めた。深呼吸をするよう伝えた。

■次回予定

１カ月後。

■人事担当者への報告

休業中の面談を行いました。体調は回復しつつあり，主治医の指導のもと，復職に向けて外出の練習などに取り組んでいます。順調な経過ですが，復職までにはもうしばらくかかりそうです。復職時期が近くなりましたら，復職後の業務調整や職場での対応などについて相談させてください。

第16章 希死念慮を訴えるが受診につながらない事例

ケースのねらい

この事例は，職場での人間関係から体調を崩し，希死念慮がありながらも治療に結びつかない従業員と，産業保健スタッフ，人事担当者の様子を描いたものである。この事例を通じて治療につながらない従業員への対応のポイントについて考えていただきたい。

おもな登場人物

三好さん……………35歳の女性。医療機器メーカーの松本工場の契約社員。入社４年目。体調不良を理由に１週間会社を休んだあと，復帰したところである。

黒木産業医…………55歳の男性。嘱託産業医。毎週２時間，松本工場を訪問し，産業医業務を実施している。

野田臨床心理士……33歳の女性。嘱託臨床心理士。隔週３時間，松本工場を訪問し主に面接業務に携わっている。

谷岡部長……………50歳の男性。品質保証部の部長。１週間の休職明けの三好さんから手紙をもらい，対応に困っている。

江藤さん……………55歳の男性。人事担当。三好さんの件を谷岡さんから相談されている。

設問

問１　三好さんが体調を崩してしまったのはなぜだろうか。①健康上の問題，②就労上の問題，③プライベートの問題のそれぞれを整理しなさい。

問２　三好さんのように希死念慮があり，治療に否定的な人をうまく治療につなげるために，産業保健スタッフはどんな対応をするとよいと考えられるか。

問3　あなたの職場で，三好さんのように治療にうまく結びつかない従業員がいたら，産業保健スタッフとして，あるいは会社としてどのように介入すればよいだろうか。

1．ケース：希死念慮を訴えるが受診につながらない事例

野田臨床心理士は，医療機器の製造・販売などを手がける企業の，非常勤臨床心理士である。本社事業所は東京にあるが，工場が日本各地に分散しており，野田臨床心理士は3年前から長野県の松本工場を訪問して面接業務に従事している。

ある年の6月，品質保証部の谷岡部長から野田臨床心理士に相談があった。部下の契約社員の三好さんが体調を崩しているという。

「前から元気がなさそうだったんですが，急に『体調不良で1週間休みます』と言って，有給休暇を取ってしまったんです。どうしたのか理由を聞いても話してくれないので心配してたところ，1週間たって出社してきた日に『うまく言えないのでこれを』って，こんな手紙を持ってきたんです」と，谷岡部長は一通の手紙を野田臨床心理士に渡した。

そこには，「一緒に働いている人と仕事で話をするのが怖い。特に，相手に間違いを指摘すること，相手に指摘されることが怖い。職場の人や仕事に恐怖感を感じるようになって，毎日がつらい。死んでしまったほうが楽だと思うこともある」と，ていねいな文字で書かれていた。

「これを読んで驚いて，人事の江藤さんと一緒に三好さんと面談したんですよ。すると，同僚と2人組で作業をするのがとてもつらい，と言うんです」

三好さんは今年の4月から，製品の取扱説明書などのチェックを担当するようになった。チェック作業は必ず2人1組で行う。三好さんによる

と，特定の人との関係が問題なのではなく，２人組で仕事をすること自体がつらいという。以前は１人で作業できる仕事を行っており，そのときの仕事や体調に特に問題はなかったそうだ。

「そこで以前のように，１人でできる業務に配置換えすることを提案したところ，本人も少し安心したようでした。ただ，体調のことが心配で病院の受診をすすめたのですが，どうしても受診したくないと言うんです。そこで，まずは臨床心理士の先生に話を聞いてもらってはどうかと説得しました。よろしくお願いします」

後日，野田臨床心理士は三好さんとの面談を行い，つらいと感じていることについて話をしてもらった。すると，自分が気づいた書類の修正点を相手に伝えるときに，相手の見落としやミスを指摘しているような気がして，とても神経を使うのだという。

「あんな言い方をして大丈夫だったかな，言い過ぎていたらどうしよう，とずっと考えて気分が落ち込んでしまうんです。１週間休もうと決めたときや，谷岡さんに渡す手紙を書いたときには，もうどうしていいかわからず，死んだほうが楽だと思ってました」

「死んでしまったほうが楽だと思うほど，つらい状況だったんですね」と，野田臨床心理士は，三好さんの気持ちをいったん受け止めたあと，自殺のリスクを評価するために「具体的な方法を考えたりしましたか？」と続けた。

「いえ，そこまで考えたりはしませんでした。それに，谷岡さんや江藤さんと相談して，仕事の内容を調整してもらってからは，気分も少し落ち着いてきて，そんなふうには思わなくなりました。以前と比べると良くなっているように思います」

既往歴についてたずねると，10年くらい前に当時勤めていた会社を退職した後でうつ病になったことがあり，そのときに，過量服薬で意識がもうろうとしているところを家族に発見され，救急搬送されたことがあるという。

「その後も通院は続けていらっしゃるのですか？」とたずねると，三好さんは少し表情をこわばらせた。

「実は以前，かかっていたクリニックで，薬を飲むと眠気が出ることを主治医の先生に相談したんです。そのときに『そのくらいがまんして飲まないと効果がないよ』と強い口調で言われてしまって，病院に行くのをやめてしまったんです。それ以来，病院はあまり行きたくありません。時間はかかるかもしれませんが，自分で治していくしかないんです」

その後，病院の受診を何度かすすめたが，「精神科には行きたくない」の一点張りだった。また，実家で家族と同居しているが，以前，体調を崩したときに自分のことを心配して母親も体調を崩したことがあるため，家族には病気のことを話したくないとのことだった。

野田臨床心理士は，業務の調整がなされた後は不眠や気分の落ち込みなどの症状が軽くなっており，自殺についても今はあまりリスクが高くない状態だと考え，しばらく面談でフォローしながら様子を見ることにした。

本当はすぐにでも病院を受診してほしいところだが，信頼関係ができていないうちから強引に受診をすすめるのも逆効果だと思い，三好さんには，今後のことを一緒に考えていきたいこと，また死にたい気持ちになったら連絡してほしいこと，1週間後に産業医との面談を受けてほしいことを伝え，面談を終えた。

それから1週間がたち，今度は黒木産業医との面談が実施された。黒木産業医が最近の状態をたずねると，三好さんは，あまりすっきりしない表情で答えた。

「1人でできる仕事を調整してもらって，ストレスはなくなってきたのに，最近はまた気持ちの落ち込みが強くなって，なぜだかわかりませんが寝る前と毎朝に涙がハラハラ流れるんです」

それを聞いた黒木産業医は，「体調が少し悪化してきているみたいだから，やっぱり病院を受診したほうがいいですよ」と受診をすすめたが，三好さんは大きくかぶりを振った。

「いえ，そう言ってくださるのはありがたいんですが，これは自分で治すべきものだと思うんです。それに，今は会社に来るのが精一杯で，病院に行く気力はないです。薬を飲むとさらに体調が悪くなるかもしれなくて，怖いんです」と三好さんは訴えた。

黒木産業医は「このまま仕事を続けていると体調がさらに悪化してしまう恐れがあるので，まず，会社をしばらく休みましょう。話をよく聞いてくれる先生のところに紹介状を書くので，ぜひ数日中に受診してください」と繰り返し説明したが，三好さんは「病院のことは自分のタイミングで前向きに考えます」と，受診については明言を避けた。

三好さんの面談の後，黒木産業医は人事担当の江藤さんを呼んでこう伝えた。

「業務調整を行ってしばらく落ち着いていましたが，最近は気分の落ち込みが強くなっており，症状がぶり返しているようです。やはり，すぐにでも受診して治療をしたほうがよい状態です。本人には，１週間は会社を休んで，その間に受診するよう伝えましたので，会社を休めるよう調整してください。でも，自分からはなかなか受診できないでしょう。会社から受診を指示したうえで，同居の家族に連絡して協力してもらうか，上司などが付き添うなどして，確実に受診させてください。面談のときに一緒に病院に電話をかけて，その場で予約を取るのもおすすめです。おそらく本人は１回だけ受診して，その後は通院しないつもりでしょう。体調が回復するまで通院を続けてもらえるよう，紹介状のなかで事情を説明して，主治医の先生にお願いしておきました」

■ この時点での面談記録のサンプルを３．に掲載しています。

翌日，人事担当者の江藤さんは，三好さんとその上司の谷岡さんと，３人で面談を行った。体調が回復するまで１週間は仕事を休むこと，また，その間に病院を受診することを伝えると，三好さんは自宅療養については了解したが，病院の受診については渋っている様子だった。江藤さんは「病院に行きたくない気持ちや受診が不安な気持ちはわかります。ご家族に付き添ってもらうか，上司の谷岡さんや，私が付き添ってもかまいません。体調を回復させて，また仕事を続けていただくためにも，病院を受診して治療を受けてください」と，三好さんの体調を心配していることを伝えた。

何度かやりとりが続いた後，最終的に三好さんは受診を承諾した。ただし，家族の付き添いについては，「自分のことを心配した母親が体調を崩すかもしれないので，両親には伝えたくない」と話し，上司の付き添いについても，「一人で大丈夫です」と気がすすまない様子だった。そこで江藤さんは，「産業医の先生に紹介してもらった病院に，今すぐ電話をかけて予約を取りましょう」と，目の前でクリニックに電話をかけ，3日後に病院を予約することができた。

数日後，三好さんから病院を受診したとの連絡があり，江藤さんのもとに診断書が届いた。診断書には「病名：うつ状態。○月○日に初診。職場調整などにより病状は回復傾向で，就業は可能。投薬治療は本人が希望しないため実施しないが，しばらく通院でフォローする」と書かれていた。三好さんは，約束どおり受診してきたので，週明けから出社したいと話している。

人事担当者の江藤さんは黒木産業医に連絡を取ってみた。すると，「とりあえず受診してくれたみたいでよかったですね。通院のことも，主治医の先生がなんとか説得してくれたのだと思います。とりあえず復職は可能ですが，しばらく残業などをさせないよう業務を調整してください。今後も産業医や心理職との面談で，体調や受診状況や確認していきます」というコメントが返ってきた。

主治医も産業医も復職は可能との判断なので，今後，上司の谷岡さんや人事部長とも相談したうえで，とりあえず復職の方向で調整することになるだろう。しかし，また何かの拍子に体調が悪くなり，ふたたび「死にたい」などと言い出すのではないかと，江藤さんは不安な気持ちがぬぐえなかった。

2．解説

（1）この事例の問題点——問1のヒント

この事例では，三好さんが現在の業務を担当するようになってから，ドキュメントの不備を相手に指摘したり，相手から指摘されたりすることをストレスに感じるようになり体調を崩しています。気分の落ち込みや不眠などの症状が出現し，また，一時期は希死念慮が見られていました。

さらに，精神科の受診や治療に対して否定的な感情を抱いており，なかなか受診につながらなかったことも問題のひとつです。心理職や産業医と面談し，精神科クリニックへの紹介状を渡され，上司や人事担当者から受診を指示されて，さらに，目の前で病院の予約を行って，ようやく受診することができました。しかし，服薬については本人が希望しなかったようで，体調が今後回復していくかどうか，慎重に様子を見る必要があります。

三好さんは実家で両親と同居しています。体調不良で会社を休んでいるので，両親もご本人の状況には気づいていると思われますが，本人は「家族に心配をかけたくない」と，家族への相談や情報開示を拒んでいます。また，10年前にうつ病に罹患したという話も出ています。

ただし，現在の家庭の様子，仕事以外のプライベートの要因，10年前の病気などについては，十分な情報がまだ得られていません。

（2）希死念慮への対応——問2のヒント

面談のなかで，「死にたい」「死にたいほどつらい」「消えてしまいたい」など，希死念慮を口にするケースがあった場合，産業保健スタッフとして何をすればよいのでしょうか。対応のポイントは，①しっかりと話を聞き，寄り添う姿勢を示すこと，②自殺のリスクの大きさについてアセスメントすること，③専門の医療機関などにリファーすること，です。

「死にたいほどつらい」と訴えるクライエントに対しては，まず，相手が体験したことや感じたこと，考えていることに十分に耳を傾けることが重要です。正しいかどうか，良いか悪いかを判断したり批判したりせず，傾聴することが必要です。また，話をしてくれたことや，死にたい気持ちを打ち明けてくれたこと，これまで苦労してきたことをねぎらうとよいでしょう。ひとりで悩んでいる人は孤独感を抱えているため，「これからのことを一緒に考えていきましょう」という姿勢を示すことがサポートにつながります。

さらに，自死のリスクに対するリスクアセスメントを行います。どのように自殺をするか具体的な方法を考えている場合，道具などを準備をしている場合，過去に自殺未遂をしたことがある場合などは，リスクがさらに高い状態です。本人が用意している道具を預かって自殺の手段から遠ざけたり，自殺をしないことを約束してもらったり，アルコールを控えるよう伝えたり，死にたい気持ちになったときの電話相談窓口などを伝えるとよいです。

また，現在の気分の落ち込みや不安，死にたい気持ちになってしまうことについては，その人の弱さの問題や性格の問題ではなく，医療が必要な状態であることを伝え，適切な治療によって良くなる可能性があることを伝えることも，安心につながります。そのうえで，精神科や心療内科などの受診をすすめます。

受診を迷っていたり，不安に思っていたりする場合には，精神科の受診や治療について本人が何を心配しているのか，何を不安に思っているのか，具体的に話をしてもらうとよいです。そのうえで，本人が安心できるような情報提供を行います。また，自分で病院の予約をしたり，受診をしたりするのが難しい場合には，本人のいる目の前で医療機関に予約の電話をかけたり，さらに産業保健スタッフが受診に付き添う約束をしたりするなど，確実に医療機関につなぐ対応をすることも有効です。

（3）家族への情報開示などについては，会社として対応を検討する——問２のヒント

希死念慮が強いケースでは，家族にも情報を共有し，治療を支え，見守ってもらうことも必要になります。この事例のように，本人が家族に伝

えたくないと思っている場合もありますが，ある程度はその気持ちを尊重しつつも，自傷他害のおそれ，あるいは病状の悪化の可能性などを考えて，会社としての対応を検討します。

その際には，産業保健スタッフだけで判断するのではなく，人事担当者などに情報共有し，会社の方針として対策を検討するとよいでしょう。個人情報保護法でも，個人情報の第三者提供についての例外事由として，「人の生命，身体または財産の保護のために必要がある場合であって，本人の同意を得るのが困難であるとき」という項目を挙げています。自殺のリスクがあり，さらに本人の治療導入に問題があるケースに対しては，本人の同意が得られなくとも，上司や人事担当者などの第三者に情報を開示して対応を検討できるようなルールや仕組みを，前もって整備しておきましょう。

（4）人事担当者への申し送り・情報提供について——問2のヒント

就業規則などに，「就労に耐えない状況のときには，休職などを命じる」「医療機関の受診を指示する」という規程があっても，本人が医療機関の受診を望んでいない場合には，「しぶしぶ1回は受診するが，その後の継続的な治療にはつながらない」という結果に終わることもあります。

そのような場合は，「受診につながり，その後も継続的な通院を行う場合」「1回の受診のみで終了してしまった場合」「なかなか受診しない場合」などを想定し，それぞれの対応策を練っておく必要があります。特に，事業所を非常勤で訪問しているようなケースでは，次の訪問までの何通りかの対応について，人事担当者と情報共有しておくことが重要です。

また，受診や治療を拒んでいるケースでは，診療情報提供書などを用いて主治医に会社での対応方針を説明しておくと，スムーズに連携できます。

（5）三好さんへの今後の対応をどうするか——問3のヒント

三好さんの今後の対応については，「病院を1回は受診したが，服薬はせず，通院のみ継続する」「本人は出社を希望している」「業務の調整を行なっており，以前のようなストレスはない」というような状況を整理したうえで，検討する必要があります。体調は以前ほど悪くはありませんが，まだ十分に安定しているとはいえず，出社の継続や疲労の蓄積などによって，ふたたび体調が悪化する可能性もあります。上司・産業保健スタッフが連携し，こまめに体調のフォローアップを行う必要があるでしょう。

産業保健スタッフとの面談を継続するなかで，本人との信頼関係を構築していき，もし勤怠や体調に問題が続くようであれば，そうした課題を本人に認識してもらい，主治医と連携して治療につなげていく，というようなアプローチが適切と考えられます。

3．面談記録の作成例

三好さんの事例について，面談記録の作成例を示します。

以下の面談記録は，野田臨床心理士との面談から1週間後の，黒木産業医と三好さんとの面談の場面を想定して作成したものです。細かい部分は事例の記述と異なる点もありますが，POMR 形式の面談記録の参考としてください。

出来事の流れをわかりやすくするため，面談記録には「2018年」など，仮の年を記載しています。なお，これは「面談記録やケース対応の正解」を示すものではありません。面談記録の一例として参考にしてください。

経過や問題点リストについては，前回までの記録と同じであれば省略してかまいませんが，ここでは面談記録の作成例を示すために省略せずに記載しています。

2018年7月○日 三好さんとの産業医面談記録の作成例

■経過

- 10年ほど前に，当時勤めていた会社を退職したあとでうつ病になった。そのときに過量服薬の既往あり。
- 2014年入社。入社4年目。契約社員。体調や勤怠に大きな問題はなかった。
- 2018年4月に業務が変わり，2人1組で書類のチェックなどを行うようになった。その頃から元気がない様子がみられていた。6月になって急に体調不良で1週間有給休暇をとる。休み明けに出社した初日に「仕事がつらい。死にたい気持ちもある」などと上司に手紙で相談があり，健康管理室につながった。

• 2018年6月〇日に野田臨床心理士との面談を実施。精神科の受診をすすめたが本人は拒否。職場では業務調整を行い本人の負担は軽減されている。

■ケースの問題点（Problem List）

＃1．希死念慮。
＃2．気分の落ち込み。
＃3．精神科の受診を拒んでいる。
＃4．うつ病の既往，過量服薬の既往あり。
＃5．2人で行う業務からのストレス。

■来談の経緯

健康状態のフォロー，受診や就業制限などの要否についての産業医面談。

■主観的情報（Subjective）

【体調】

上司に相談して，ひとりで行える仕事に戻してもらった。ストレスはなくなってきたが，体調は1週間前とあまり変わらない。

気持ちの落ち込みがあって，寝る前や朝起きたときになぜか涙が出てくる。職場に来ると，仕事はなんとかできるが，家に帰るとぐったりしていて，すぐに寝てしまう。

死にたいと考えることはなくなった。

【病院の受診について】

病院に行く気力がない。会社に来るのが精一杯。薬を飲むと体調がさらに悪くなったり，気分が悪くなったりする。自分で治すものだと思う。(紹介状を書くので数日以内に病院を受診するように伝えたところ）病院のことは自分のタイミングで考えたい。

【休業について】

（出社を続けていると体調が悪くなるので，早く元気になるためにもいったん会社を休んでしっかり治療をしようと伝えたところ）……しばらくこのまま様子をみたい。せっかく仕事を調整してもらったので，少しすれば良くなってくると思う。

■客観的情報（Objective）

元気のない表情。声にも張りがない。沈黙が多く，応答に少し時間がかかる印象。病院の受診にはかなり抵抗がある様子。

■見立て（Assessment）

【健康面】

- １週間前とあまり変わらず，気分の落ち込み，疲労感が続いているが，死にたい気持ちはなくなってきたとのこと。
- １人でできる仕事に変更してもらっているが，体調はあまり改善していない。
- 病院は受診していない。
- 病院の受診に対して抵抗感が強いが，早期の回復のためには病院の受診と，休業が必要。１週間仕事を休ませることとし，その間に病院を受診してもらう。
- 本人だけでは受診しないと思われる。○○病院への紹介状を作成し，会社の指示として受診させるよう調整が必要。

【就労面】

- このまま就労を継続していると，体調が悪化したり，希死念慮が再燃したりする可能性もある。
- 体調が回復するまで，１週間の休業をさせ，その間に病院を受診してもらう。
- 病院の診断結果によっては長期休業の可能性もあり。もしくは，復職可能の診断書が出てくるかもしれない。

【生活面】

- 特になし。

■対応計画（Plan）（ケースの問題点に対応）

＃１～＃４．
- 体調が改善するまで休業。とりあえず１週間休業してもらう。長引く可能性も念頭に置いて対応する。
- 病院を必ず受診してもらう。紹介状を作成する。上司からも受診を指示してもらう。

• その後，心理職面談で体調などをフォローする。

＃５.　• １人で担当できる業務に調整してもらったので，今は対応不要。

■次回予定

病院を受診した１～２週間後に心理職と面談。

■人事担当者への報告

職場の調整を行っていただき，体調は少し持ち直していますが,1週間前と比べてあまり改善していません。しばらくの休業と病院の受診が必要です。本人には「とりあえず今後１週間仕事を休み，その間に病院を受診するよう」に伝えました。病院への紹介状を作成しましたが，本人は受診に消極的です。あらためて上司や人事担当者からも病院を受診するよう指示してください。家族に連絡をとり付き添ってもらうのもよいでしょう。受診結果によっては長期に休業する可能性もありますが，本人は出社を続けたいと希望しているため，就業可の診断書を持ってくることもありそうです。今後，受診の結果と体調をあらためて確認します。

第17章 職場の対人関係上のトラブルを繰り返している事例

ケースのねらい

この事例は，職場における対人関係上のトラブルが元で，休職を繰り返す従業員と産業医との様子を描いたものである。この事例を通じて，対人関係上の苦手を抱える従業員への対応のポイントについて考えていただきたい。

おもな登場人物

田中さん……………38歳の女性。入社以来，総務グループに所属して事務業務を担当している。職場で攻撃的な言動が目立っていた。

高橋産業医…………45歳の男性。非常勤産業医。

佐藤さん……………40歳の女性。田中さんと同じ総務グループで事務業務を担当している。おっとりとした性格。

後藤グループ長……51歳の男性。総務グループの管理監督者で，田中さんの上司。田中さんへの対応に苦慮し，相談に来る。

設問

問１　田中さんが休職を繰り返してしまったのはなぜだろうか。①健康上の問題，②職場の問題，③プライベートの問題のそれぞれを整理して説明しなさい。

問２　田中さんに対応するために，高橋産業医はどの時点で，どんな手を打つべきだったか。

問３　あなたの職場で，田中さんのように対人関係上のトラブルを抱えて体調を崩している従業員がいたら，どのように対応すればよいだろうか。

1．ケース：職場の対人関係上のトラブルを繰り返している事例

高橋産業医は，インターネット関連のサービスを行う大手IT企業の本社事業所，および関連グループ会社の非常勤産業医である。東京都内のビルに事業所が同居しており，関連グループ会社を含め800人程度の従業員が勤務している。高橋産業医は他の非常勤産業医とシフトを組みながら，月２回，１回４時間ずつ訪問している。ビル内には健康管理室があり，常勤の保健師１名が産業医面談の日程調整などの業務を行っている。

ある年の５月，関連グループ会社の総務グループ長である後藤グループ長が，健康管理室をたずねてきた。どうやら，２月頃から部下の田中さんの体調がすぐれず，先日から会社を休み始めたとのことだ。

「最近，田中さんの調子が悪いみたいで，今月から休むことが増えてきたんです。先日は職場にいるとき，少しふらついたりすることがあって，心配していたんです。先生，どうしたらよいでしょう？」

詳細を聞いてみると，３週間前から，田中さんが休暇を取ったり，遅刻や早退したりすることが増えていたそうだ。先週からは週に２～３日ほど休んでおり，今週に入ってからはずっと会社に来ていないという。

「実は，その他にも困っていることがあって，まわりへの当たりがきついというか，攻撃的な言い方をするんですよ。特に大変だったのが，同じグループにいた佐藤さんという方です。佐藤さんは田中さんより２歳くらい年上で，半年前に総務部に異動してきたんです。今，総務部では業務のローテーションに取り組んでいまして，佐藤さんには田中さんと一緒に仕事をしてもらい，少しずつ田中さんの仕事を引き継いでもらおうと思っていたのですが，どうも，佐藤さんの仕事の進め方が田中さんには気に入らないようで，しょっちゅうぶつかっていたんです」

高橋産業医は職場の状況を知るため，さらに後藤グループ長の話を聞いていった。

今回体調を崩した田中さんは，総務グループでの仕事は４年目になり，

比較的経験のある女性社員だ。たいていの仕事を問題なくこなせるので，仕事量は多いが，あまり本人の負担感は大きくないとのことだった。一方，話に出てきた佐藤さんはおっとりとした性格で，仕事の進め方もゆっくりなのだという。

「佐藤さんは，確かにちょっと仕事をこなすのがゆっくりだと感じたことはありますが，仕事の覚えが悪いというわけでもないし，よくいる感じの社員だと思います。感じも良くて，人と衝突することはあまりないんです。それなのに，田中さんは佐藤さんにつっかかって，『なんでそんなやり方をしているんですか！』とか，『教えたとおりにやってください！』とか，かなりきつい言葉を使うこともあるんです」

「田中さん自身は，自分の言い方や伝え方に問題があるという自覚はあるんでしょうか？」

「あるとは思います。何度か注意をしたこともありますが，そのときは『つい言い過ぎてしまいました。申し訳ありません』と反省しているようでした。注意すると，２週間くらいは気をつけているようですが，何か自分の思いどおりにならないことがあると，やはりカッとなってしまうようで，あまり効き目はありませんでした。結局，佐藤さんのほうからも，田中さんとは一緒に仕事をしたくないという相談があって，先月，別のグループに異動させました。なので，今はお互いにストレスは減っているはずなんですが……」

また，田中さんは独身で，実家で両親，兄と一緒に暮らしているそうだ。

「家庭で何か困ったことがあるとか，そういうことは聞いていません。自分から，あまりプライベートのことを話さない人なので……」

高橋産業医は，まず，田中さんとの面談を行いたいと後藤グループ長に伝えた。しかし，その翌日，田中さんから「適応障害にて自宅療養が必要」との診断書が会社に提出され，田中さんはそのまま休職することになってしまった。

休職から１カ月ほどたったころ，高橋産業医は田中さんの体調の確認のため，面談を行うことになった。田中さんは細身の体型で，しっかりと化粧をしてオフィス用の服装で健康管理室に現れた。しかし，目の下にはくまがあり，やつれて見えた。高橋産業医は，きちんとしすぎている田中さんの服装と，あまり元気のない顔つきとのギャップに少し驚きながら，面談を開始した。

席に着くなり田中さんは，これまでの経緯とともに，職場への不満を語り始めた。

「昨年から一緒に仕事をしていた人がいるのですが，その人がなかなか仕事を覚えずに困っていました。佐藤さんに仕事を少しずつ教えて，ゆくゆくは業務を引き継ぐという話だったんですけど，佐藤さんがなかなか仕事を覚えないので，ずっと自分が肩代わりしていたんです。上司に相談しても話は聞いてくれるんですが，『もっと佐藤さんに任せて』とか，『じゃあ，もっと詳しいマニュアルを作って佐藤さんに共有して』とか，そんなことばかり言われて，結局，何も手を打ってくれなかったんです。それどころか『佐藤さんにもっと優しくしてあげて』とか，『そこまでていねいに仕事をしなくてもいいよ』とか言われるんです。これまで一生懸命仕事をしてきたのに，どうして私が注意されなければいけないんだろうとか，どうして佐藤さんのぶんまで私がやらなければならないんだろうと考えているうちに，だんだんストレスで調子が悪くなってきたんです。夜も眠れないし，ご飯も食べられなくなって……」

田中さんは，眉間にしわを寄せたまま話を続けた。

「それで，心療内科を受診したら，うつと言われてデパスという薬をもらいました。でも，それを飲んだらなんだかフラフラしてしまって，仕事にも支障が出てきたので，先生と相談して別の薬に変えてもらいました。その後，しばらくして，佐藤さんは別の部署に異動していったので，それはよかったのですが，結局，佐藤さんのぶんの仕事は私が一人でやらなければいけない状況が続いて，業務のローテーションで私も新しい仕事をするようになっていたので，残業も多かったんです。吐き気や下痢がなかなか治らなくて，結局，主治医の先生からも『会社を休んだほうがいい』と言われました」

「そうでしたか，それはつらかったですね」

「そうなんです。でも，上司は，自分のことを全然気にかけてくれていないというか，休職に入るというときになって急に，『体調は大丈夫か』とか，『ゆっくり休みなさい』とか，そんなことを言い出すんです。今まで何もしてくれなかったのに，何をいい人ぶってるんだろうか，この人は何を考えているんだろうと思って腹が立ちました。休み始めてからは少しずつ食事がとれるようになりましたが，以前より9kgも体重が減っていて，体力も落ちたように感じます」

高橋産業医は，不満をまくしたてる田中さんの勢いに少し驚きながらも，あいづちをうちながら話を聞いていた。田中さんは現在受診している心療内科のスタッフにも，不満が強いようだ。

「今回のことは，佐藤さんとか上司のほうに問題があるんだと思うのですが，主治医の先生はあまり職場の話を聞いてくれないんです。カウンセリングを受けるようにと言われたのですが，そこの臨床心理士もお説教っぽくてイヤだったので，1回だけで終わりました。主治医の先生はあまり話を聞いてくれず，いつも2～3分くらいで診察が終わります。薬だけをもらいに行っているという感じです」

高橋産業医は，「症状が落ち着いてくるまで，しばらくは療養を続けましょう。療養中は月に一度，面談を行って，体調や治療の様子を教えてください」と伝えた。

面談が終わって田中さんが退室すると，高橋産業医は思わずため息をついた。周囲に対して文句ばかり言う田中さんの話を聞いていると，なんだかこちらまで気が滅入ってしまったのだ。

■ この時点での面談記録のサンプルを3．に掲載しています。

面談の後，人事担当者と後藤グループ長が来談し，田中さんに関する追加の情報を共有してくれた。田中さんは，入社当時から少し言い方がきついときがあり，年配の社員にも遠慮しない言い方をする人だと有名だったそうだ。仕事はきちんとこなす人なので，多少口うるさいところがあってもまわりが我慢していた。ただ，田中さんとはもう一緒に仕事をしたくないと苦情が出ることも何度かあった。

また，総務部では昨年に部長が変わってから，積極的に部内で業務のローテーションを行うようになったのだという。田中さんはここ長年，ずっと同じ仕事を担当していたが，佐藤さんに徐々に仕事を引き継いで，別の仕事を割り当てようという方針だったという。田中さんの性格からして，引き継ぎはすんなり進まないだろうとは思っていたが，まさか，体調を崩して休んでしまうとは予想していなかったという。

その後も，高橋産業医は月に一度のペースで田中さんとの面談を続けた。体調は徐々に改善していったため，後藤グループ長との三者面談も実施しながら休業に至った要因について本人に振り返ってもらおうとしていた。高橋産業医は，職場で大変だったときのことや，どんなことができていたか，できていなかったかをたずねてみたが，田中さんは，自分の対人関係の問題について自覚はあるものの，なかなか内省が深まらなかった。

「確かに，言い過ぎてしまうところはあったと思うんです。でも，佐藤さんの仕事の進め方はあまりにもおかしかったし，何度注意してもこちらの言うとおりにやってくれないし，自分も他の仕事で忙しいしで，つい，イライラしてしまったんです」

「佐藤さんの分の仕事のしわ寄せが私のほうに来て，仕事が増えていたんですけど，上司に相談しても『その仕事は佐藤さんに任せたんだから，田中さんがやる必要はない』とか，まるで私が余計なことをしているかのように言われてしまって……。私は今まで何のためにがんばってきたんだろうって思って……」と，田中さんは涙をぬぐった。

何度か面談を重ねているうちに「自分と考え方や感じ方が違う人もいるので，言い方や接し方を考えないといけませんね」と，多少は自身の行動を振り返る発言が見られるようになったが，「結局，仕事をがんばっても誰にも理解されないんだから，がんばるだけ馬鹿らしいですね」などという発言もあった。

高橋産業医は，田中さんの復職支援にあたって，リワーク施設の利用を促してみようかと考えていた。リワーク施設では，規則正しい生活リズムづくりの支援だけでなく，職場のストレスについての振り返りや心理教育，適切なコミュニケーションを取るための練習などを行っていると聞いたことがあるからだ。しかし，下手に切り出すと田中さんの反発を買ってしまい，職場復帰がスムーズにいかなくなる可能性もある。それに，リワーク施設を利用したからといって，田中さんの考え方や行動のパターンがすぐに変わるとも思えなかった。

休職から１年が過ぎた翌年の６月に田中さんから復職可能の診断書が提出された。休職当初に比べると，ずいぶん元気も戻っており，休職に向けた意欲も出ているようだった。そこで，グループ長，人事担当者，産業医とで，田中さんの復職の準備についての相談が行われた。そこで後藤グループ長から，田中さんを異動させたいと提案があった。

「実は，佐藤さんに総務グループに戻ってきてもらったんです。田中さんがやっていた仕事のほとんどを佐藤さんにお願いしていて，実際のところ，田中さんが戻ってきてもやる仕事がないんです。以前に色々あったので，同じグループに戻るのも，お互いにやりづらいと思いまして」

「どこへ異動することを考えているんですか？」

「経営企画グループを考えています。経営企画のグループ長は，以前田中さんの上司だった経験があって，田中さんの性格もよくわかっていて，うまく面倒を見ていたそうなんです。それに，田中さんも，経営企画グループの仕事に興味があると話をしていたことがあるので，見当違いの異動でもないかと思います」

「田中さん自身の考えも聞いてみなければいけませんが，以前の田中さんをよく知っている上司がいるところというのは，選択肢としてはよさそうですね。ただ，ご本人の行動パターンは以前とあまり変わっていないようなので，周囲の方と衝突してしまうと，また本人の体調が崩れてしまうかもしれませんね」

その年の７月，田中さんは経営企画グループに異動して復職することになった。復職後は6カ月間かけて，簡単な事務作業から体調を慣らし，3～4カ月頃から担当業務をアサインしていくという計画を立てた。

復職後は，体調も比較的安定し，以前のように急に休んだりすることはなくなった。また，田中さんのことをよく知っている上司がうまく調整してくれていたため，周囲のメンバーとのコミュニケーションにも大きな問題はなかった。

しかし，復職から5カ月が過ぎ，少しずつ田中さんの担当業務が増えていった頃から，徐々に対人関係のトラブルが報告されるようになった。たとえば，仕事について指摘を受けたときに，「自分はその話は聞いていない」「そのやり方ではうまくいかない」などと，相手に食ってかかるような発言がみられるようになった。他の人から作業を頼まれたときに「私はその会議に呼ばれていないのでわかりませんから」などとイライラした態度をみせたり，「上司からはその仕事は指示されていないので」と冷たい口調でぴしゃりと言い放ったりする。

一方で，本人も上司に「経営企画グループはみんな専門知識はあるが，個人商店のような感じで仕事をしており，自分のように途中から異動してきた人にとっては仕事がしづらい。会議で離席している人も多く，わからないことを質問しにくいし，自分がいないところで物事が決まってしまうことも多い」などと話しており，仕事の進め方について自分の考えと違う部分にストレスを感じているようだった。

ある日のこと，グループの数名と田中さんとで打ち合わせをしているとき，いつものように「その話は私は聞いていないので」と不満そうな顔をしたところ，ある年配の男性がつい我慢できなかったのか，諭すような口調で次のような発言をしてしまった。

「田中さんはいつも，『聞いていない』とか『会議に呼ばれていない』とか文句を言うけど，いつも全員を会議に呼ぶなんてナンセンスだよ。会議にはそのときの議題に必要な人だけを呼んでいるんだ。それに，決まったことはメールや定例会でいつも全員に共有してるじゃないか。わがままばっかり言わないで，そろそろこのやり方に慣れてもらわないと」

すると，田中さんは顔を真っ赤にして無言で席を立ち，その日はそのまま早退してしまった。そして翌日から，田中さんは体調を崩して会社を休むようになった。

2．解説

（1）この事例の問題点——問１のヒント

田中さんは，対人関係上の問題を理由に，体調を崩して休職しました。元々職場でまわりの状況や物事が自分の思い通りにならないときに，攻撃的な言動がみられていたようです。半年前から佐藤さんという同僚と仕事を一緒にするようになってから，本人のストレスが増し，不眠や食欲低下，体重減少などの症状がみられるようになってきました。精神科で治療を開始したとき，抗不安薬の服用に伴うふらつきなどもあったようです。

上記の症状が原因となり，田中さんは勤怠が乱れ，仕事をこなすことが難しくなっていました。また，周囲のメンバー，特に佐藤さんとの関係が悪化し，仕事の円滑な遂行に支障が出ていました。復職後は別の職場に異動し，いったんは問題なく仕事を継続できていたものの，数カ月経ったのちに再び状態が悪化してしまったことも特徴的です。

こうした問題の背景には，体調の悪化のほかに，田中さんの仕事に対する価値観，攻撃性の高さ（易刺激性），コミュニケーションスキルの乏しさ，および自身の考えに固執する傾向などがうかがえます。

仕事の進め方やペースが自分の考えと大きく異なり，自分のニーズが満たされない場合に，田中さんは特に攻撃的になり，相手と対立してしまい，また，自身も体調を崩してしまうようです。これらは，田中さんの特性によるところも大きく，職場の異動によって一時的に問題が解消したとしても，将来，また同じような問題が起きてしまうかもしれません。

今回は，問題のほとんどが職場において展開されていることや，本人がプライベートの情報を職場で明らかにしていないことなどから，プライベートの事情がどのくらい影響しているかについては不明です。

（2）易刺激性・易怒性について――問１のヒント

この事例で，田中さんは自分のニーズが満たされないとき，自分のまわりの状況やものごとが自分の思いどおりにならないときに，些細なことをきっかけにして周囲に対して不機嫌な態度で反応してしまいます。このことを「易刺激性」といいます。特に怒りっぽい状態のことを「易怒性」といいます。

易刺激性や易怒性は，多くの精神障害についてみられます。認知症，脳血管障害，脳腫瘍などの器質性の精神障害では，あるときから突然，易怒性がみられることがあります。そのほか，アルコールや薬物依存症では，アルコールや薬物が切れてきたときや，神経を興奮させる薬物を摂取したときに易刺激性が高まることがあります。統合失調症，双極性障害，強迫性障害，解離性障害などで易刺激性や易怒性が高まることがあります。うつ状態に対して投与された抗うつ薬の作用で易刺激性がみられることもあります。

その他，対人関係が不器用なパーソナリティ障害，知的障害，発達障害などでも見られます。女性の場合は，生理周期に応じてイライラがひどくなる月経前症候群などもあります。

（3）対人関係の問題への介入方法――問２のヒント

この事例における対応のポイントは，田中さんが抱える「対人関係上の問題」がどのようなものかを具体的にとらえ，介入可能な点を探ることです。

田中さんの場合は，以前から職場で攻撃的な態度や不機嫌な態度をとっていたというので，なんらかの器質的な異常や特定の精神疾患の発症によるものではなく，元々持っていた本人の特性だと考えられます。

本人や上司との面談の場では，健康状態の変化のほかに，職場の出来事に対して本人がどう感じているか，どのように行動してきたかについても情報を収集しておくとよいです。また，職場で，どのような出来事があった際に，どんな言動が見られたかについては，本人と周囲の両方から情報が得られるとよいです。

高橋産業医は，田中さんから「佐藤さんが仕事を覚えずに困っていること」「佐藤さんができないぶんの仕事を，自分が肩代わりしていること」を聞いていました。

その際に，二人が実際にどのような仕事をしているのか，どのような点が田中さんには「佐藤さんが仕事を覚えない」と感じるのか，肩代わりしているのはどのくらいの量なのか，さらに，これを上司はどのように把握しており，どんな対応を取ってきたかなど，本人と上司のそれぞれから具体的に聴取することで，田中さんが佐藤さんのどのような点に苦労しているのかを把握できた可能性があります。

また，田中さんからの情報を後藤グループ長からの話と比較することで，田中さんの感じている主張と，客観的な問題とのずれを理解することができます。こうした情報は，本人のニーズと職場のニーズをどう調整していくか，その後の対応策を考えるうえでも有用です。

（4）攻撃的な言動をする人への否定的な感情――問2のヒント

特に，攻撃的な言動が特徴の人に対応する場合，高橋産業医も感じたように，産業保健スタッフや周囲の対応者は本人に対して否定的な感情を抱くことがあります。

すると，「田中さんが悪いのだから仕方がない」「自身の問題に気づかず，内省できない田中さんのせいだ」といった結論になりやすく，田中さんのどのような特性が問題になっているのか，それらは今後の介入によってどのくらい変化する可能性があるかなど，ケース対応のためのアセスメントが十分行われないことがあります。

産業保健スタッフは，自分たちの対応がクライエントに対する否定的な感情（陰性感情）によって影響される可能性があることを十分に注意したうえで，具体的な情報をていねいに聴取することが求められます。

（5）対人関係スキルの向上は可能か――問2のヒント

田中さんは自宅療養によって吐き気，下痢，食欲低下などの症状や全般的な体調が改善した後も，コミュニケーション上の問題や物事の進め方や考え方に固執する傾向は残っており，その後も職場で困難を抱える可能性があります。

こうした問題に対しては，認知行動療法や，ソーシャルスキルトレーニング（Social Skill Training: SST）などの介入によって，改善の可能性があることが知られています。SSTとは，社会のなかで相手から自分の望む反応を得るための訓練であり，リハーサルやロールプレイなどを行うことで自己の主張を上手に相手に伝えることができるようになります。こうしたトレーニングを，社内の産業医面談のなかだけでのみ行うことは難しいです。

そこで，産業医から主治医に情報提供を行って，治療の一環として実施してもらったり，必要に応じてリワークなどの外部施設を利用してもらうことで，休職中にこれらの問題について向き合ってもらうことができたかもしれません。

（6）本人のニーズや価値観にそった伝え方を工夫する ——問3のヒント

このケースでは田中さん自身も，「自分自身の言動にも問題の一端がある」「上司や相手と，仕事上のコミュニケーションをうまく行えればストレスも減る」という課題感を持っているようです。

しかし，面談のなかで「職場で攻撃的な行動を取ってはいけません」とか，「あなたのコミュニケーションのとり方には問題があります」「このような行動をしないことが復職の条件です」「リワーク施設で適切なコミュニケーションを学んできなさい」など，職場側の価値観に基づいた一方的決めつけを行ったり，職場のニーズのみを押し付けたりすると，田中さんは心を閉ざしてしまい，行動を変えるチャンスが遠ざかってしまいます。

まずは，田中さんが困っている問題を十分に聞き，本人の課題の解決を一緒に考えていく姿勢を示して，本人の安心感や信頼感を醸成することが不可欠です。次に，本人が何を困難に思っているか，どうしたいと思っているかを引き出し，治療的な介入によって自身の抱える問題が解決する期待を感じてもらうことが必要です。

そのうえで「田中さんは，仕事のことについて，上司や同僚にきちんと動いてもらえるとよいと思っているんですね。そのためには，相手がきちんと動いてくれるような伝え方ができるといいですね。うまく伝えられると，仕事も今よりはスムーズに進むでしょうし，ストレスも減ると思いますよ」などと，田中さんの価値観やニーズに配慮した伝え方をするほうがよいと思われます。

また，リワーク施設の利用にあたっては，職場での課題や職場環境などについて会社側から情報提供をしたり，リワークの担当者と情報交換をするなど連携していくことで，さらに効果をあげられる可能性もあります。

読者の皆さんの事業所において，このような事例にどのように対応するとよいか，考えていただきたいと思います。

3．面談記録の作成例

田中さんの事例について，面談記録の作成例を示します。

以下の面談記録は，高橋産業医と田中さんとの初回面談の場面を想定して作成したものです。

細かい部分は事例の記述と異なる点もありますが，POMR 形式の面談記録の参考としてください。また，出来事の流れをわかりやすくするため，面談記録には「2018年」など，仮の年を記載しています。なお，これは「面談記録やケース対応の正解」を示すものではありません。面談記録の一例として参考にしてください。

また，以下の面談記録では，本人との面談で得た情報のみを記載しています。この事例では，面談に先立って，上司や人事担当者から事前に相談を受けていますが，そこで得た情報は以下の面談記録には記載せず，別の面談記録（別紙）に記録しています。

本人同席の場面で得た情報（本人に開示できる情報）と，本人が同席しない場面で第三者から得た情報得た情報（本人に開示できない情報）とを区別して記録する理由は，面談記録の開示処理を前提としているためです。詳しくは第6章を参照してください。

2018年6月 田中さんとの産業医面談（初回）記録の作成例

■経過

- 入社以来，総務グループに所属。
- 2017年10月に佐藤さんが総務グループに異動。部内ローテーションのため田中さんの仕事を佐藤さんに引き継ぎ始める。
- 2018年2月頃より体調がすぐれず会社を休み始める。4月中旬より遅刻・早退・休みが目立つようになり，5月の連休明けからは休みが増えた。5月中旬からはほとんど出社していない。上司から健康管理室に相談があり，その翌日に「適応障害」の診断書を提出して本人は会社を休み始める。

■ケースの問題点（Problem List）

#1．適応障害で自宅療養中（2018年5月中旬～）。
#2．食欲低下・吐き気・下痢・腹痛，体重減（－9kg）など（2018年4月～）。
#3．仕事量の負担（引き継ぎ中の肩代わりと新しい担当業務で「倍の負担感」）。
#3．後任の同僚（佐藤さん）の仕事の進め方に対する苛立ち。
#4．上司（後藤さん）に対する不信感。
#5．主治医に職場の話をあまりできていない。
#6．復職時の環境調整。

■来談の経緯

上司（後藤グループ長）の依頼により本人と面談。

■主観的情報（Subjective）

【職場で困っていること】

昨年から仕事を引き継いでいる佐藤さんが，なかなか仕事を覚えられずに困っている。自分がずっと肩代わりしている。自分も別の仕事を担当しているので負担が倍になっている。上司に相談したが，まるでこちらの教え方が悪いような言い方をされ，何も手を打ってくれない。「そこまで丁寧に仕事をしなくてもいい」といわれ，自分が今までやってきたことを否定されたように感じた。ストレスが昨年よりずっと続いている。

【体調】

年末頃から夜に寝られなくなった。年が明けても調子が良くない。食欲も落ちてきたので，２月頃に心療内科を受診した。デパスという薬をもらったが，飲んだらふらふらして，よけいに具合が悪くなって。仕事にも支障が出てきたので，主治医に相談して別の薬に変えてもらった。しかし，症状はあまり改善せず，吐き気や下痢などの症状も出てきて，４月頃から会社を休むことが増えた。主治医からも「休んだほうがいい」と勧められていた。ゴールデンウイークで少し休めるかなと思ったが，体調はあまり変わらず，体重が9kgも減った。しっかり休養をとるようにと診断書を書いてくれた。

【休み始めてからの体調】

少し落ち着いた。食事が少しできるようになった。でも，以前の半分くらいしか食べられない。食欲はないけれど，食べなければ体に悪いのできちんと食べるようにしている。

【上司（後藤さん）のこと】

診断書を出してから，態度が全然違う。それまでは私のことを心配してくれなかったのに，急に「ゆっくり休め」とか言い出す。今まで何もしてくれなかったのに，急にいい人ぶって，腹がたった。

【佐藤さんのこと】

仕事が遅くて，不正確。マニュアルに書いてあるのに，見ようとしない。依頼を受けた作業の進捗をエクセルで管理をしているが，メールで依頼が届いても，メールを見ていないのか対応していないことがある。自分たちの対応が遅くなると，それだけ現場の仕事が止まってしまって，迷惑がかかるのに，そのあたりの意識が薄い。また，以前，現場との連絡に行き違いがあり，それできちんと情報を管理するようになったので，必要な手順なのに，そういうところがいい加減だと感じる。上司は「佐藤さんのやりやすいように」などと言っているが，それでは仕事は回らない。

【主治医】

今回の原因は上司と佐藤さんにあると思うが，主治医はあまり職場の話を聞いてくれない。薬だけもらっている感じ。カウンセリングを受けたが，臨床心理士が説教くさくて１回で終了。

■客観的情報（Objective）

仕事用のスーツを着ている。顔色は悪い。自発的によく話す。

■見立て（Assessment）

【健康面】

- 2017年末頃より，同僚との仕事のストレスから体調を崩し，不眠・食欲不振などの症状が出てきた。2018年２月より心療内科で服薬を開始。当初デパスをもらっていたがふらつきが強く別の薬に変更。しかし症状は変わらず，吐き気・下痢・腹痛などの症状も出現し，３～４月と会社を休むことが増えた。主治医からは休業を勧められており，５月○日より「適応障害」の診断書を提出して休んでいる。
- 休業して約３週間がたつ。食欲は少し出てきたというが，まだ体調は悪そう。体調の回復を優先させる。

【就労面】

- 体調不良の原因は上司と佐藤さんだと話しており，他責的な発言が多い。職場への不満も多く，復職時の調整をどのように実施するかについては今後要検討。

【生活面】

- 今回の面談では聴取できず。

■対応計画（Plan）（ケースの問題点に対応）

＃１．
- 治療継続。
- 治療により得た気づきを共有。
- 復帰時の環境調整のための要点を整理。

＃２．
- 定期的な社内面談により状況確認。悪化がみられれば主治医との連携を検討。

＃３．
- 上司後藤さんに業務の状況と事実関係を確認。
- 復帰後の業務内容の検討依頼。

＃４．
- 本人との定期面談のなかで，別の観点からの振り返りを促す。

＃5．•本人との定期面談で状況確認。復帰に向けた話が出た段階で，主治医宛に情報提供書を作成。

＃6．•復職の話が出た段階で，上司後藤さんと復帰後の業務プランを作成。1人で完結できる業務から始める。

■次回予定

1カ月後。

■人事担当者への報告

本人と面談を行いました。自宅療養を始めてから，体調は少し落ち着いていますが，まだ自宅療養の継続が必要です。今後，定期的に面談を行いながら体調を確認していきます。復職の時期が近づいたら，復職後の業務調整などについて相談させてください。

第18章 復職を焦ったために再休職に至った事例

相原産業医は，売上高約1,000億円になる電機製造会社の非常勤産業医である。会社の事業所は，本社，国内開発センター，および，国内工場2カ所である。相原産業医は，本社と開発センターを担当しており，月に2回（1日と半日）勤務する。常駐の看護師が1名いる。

おもな登場人物

勝俣さん……………25歳の男性。社宅にひとり暮らし。2年前に入社し，1年間の研修期間を経て，開発本部設計部設計1課に配属される。最近，週に1～2回の欠勤があり，勤怠が乱れ始める。

相原産業医…………30歳の男性。非常勤の産業医。産業医になって2年目の新米である。

今井マネジャー……45歳の男性。勝俣さんの上司。勝俣さんの勤怠の乱れを心配し，対応に困っている。

設問

問1　勝俣さんが再休職してしまったのはなぜだろうか。①健康上の問題，②職場の問題，③プライベートの問題のそれぞれを整理して説明しなさい。

問2　勝俣さんが再休職しないためには，相原産業医はどの時点で，どんな手を打つべきだったか。

問3　あなたの職場で勝俣さんのような事例があったら，どのように対応すればよいだろうか。

1．ケース：復職を焦ったために再休職に至った事例

ある年の10月，設計部のマネジャーの今井さんから，部下のことについて相談したいと産業医に連絡が入った。入社２年目の勝俣さんの件だという。最近，休暇が増えて勤怠も乱れていて，どう対応すればよいのかということだった。

「先月から，週に１回か２回，半休を取ったり，遅刻をしたり，勤怠が乱れてきました。今年の４月にうちの部署に配属になったばかりで，少しずつ仕事に慣れてきたところです。残業も月に20時間以内ですし，仕事でも変わったことはありませんでした。８月には夏休みも取っています。本人に話を聞くと，『朝，起きられなくなってきた』と話をしています。たんに寝坊をしているのか，それとも精神的な問題なのか，よくわかりません。午前半休や休暇の連絡も本人からは遅れがちで，本人と連絡が取れなくてちょっとした騒ぎになったこともあります。電話に気づかずに寝ていた，ということなんですが……」

その２週間後，相原産業医は勝俣さんと面談をすることになった。健康管理室を訪れた勝俣さんは，やせ型で，おとなしそうな印象だった。身だしなみもこざっぱりしている。最近，休みが多いので上司が心配していることを伝え，話を聞いてみた。

「心配をかけて申し訳ないと思っています。朝，なぜか，起きられないんです。仕事にはやりがいを感じていますし，上司や先輩も仕事をていねいに教えてくれるので，仕事のストレスではないと思うんです。前の日には特に問題ないし，眠れないということもないんですが，朝になると起きられないんです。メールや電話で連絡をしようと思っているんですが，朝，起きられないのと，また休みの連絡をするのが申し訳なくて，連絡しようと思っていても，できないんです。自分でも，どうしてこうなるのかわかりません」

その他にもいろいろと話を聞いてみたが，気分の落ち込みなどの症状も

なく，勤怠が乱れていることへの申し訳なさはあるようだが，憔悴した感じもなかった。

実家は九州で，両親と弟が暮らしているという。本人は社宅でひとり暮らしをしている。実家とはさほど連絡を取っていないようで，今回の体調不良の件も，実家には伝えたくないとのことだった。休日もひとりで過ごすのが好きだという。仕事やプライベートについてさらに話を聞いてみようかと思ったが，本人があまり聞いてほしくないような様子だったので，どうしようか考えているうちに面談終了の時間になってしまった。

朝，起きられない原因は何なのか現時点ではよくわからないが，さしあたって，自宅に近い精神科クリニックに紹介状を持って受診してもらうことにした。

その後，勝俣さんは精神科クリニックを受診した。主治医からはしばらく休職するようにすすめられたとのことで，「抑うつ症状。３カ月間の休養を要する」という診断書が提出された。それから３カ月が過ぎた頃，勝俣さんから，「そろそろ３カ月たつので復職したい。主治医から復職の診断書をもらった」と会社に連絡があった。人事担当者からその話を聞いた勝俣産業医は，「それでは，復職の面談を行いましょう。現在の体力や生活リズムについて知りたいので，生活の様子を『生活記録表』に記入してもらってください。２週間後に面談を行って，生活記録表の記入内容によって復職を判断すると本人に伝えてください」

それから２週間後，勝俣さんと産業医面談を行うことになった。３カ月ぶりに会う勝俣さんは，足取りもしっかりしていて，表情も明るかった。「お久しぶりです。休み始めてから，調子はいかがですか？」と相原産業医がたずねると，勝俣さんは「会社を休み始めたばかりの頃は，だいぶ調子も悪かったのですが，今はかなり良くなりました。それから，生活記録表も持ってきました」と，生活記録表と主治医の診断書を取り出した（図５）。

生活記録表には，朝６時30分に起床し，朝食をとった後，10時頃から15時頃まで図書館やカフェで読書をしている様子が記入されていた。１日の

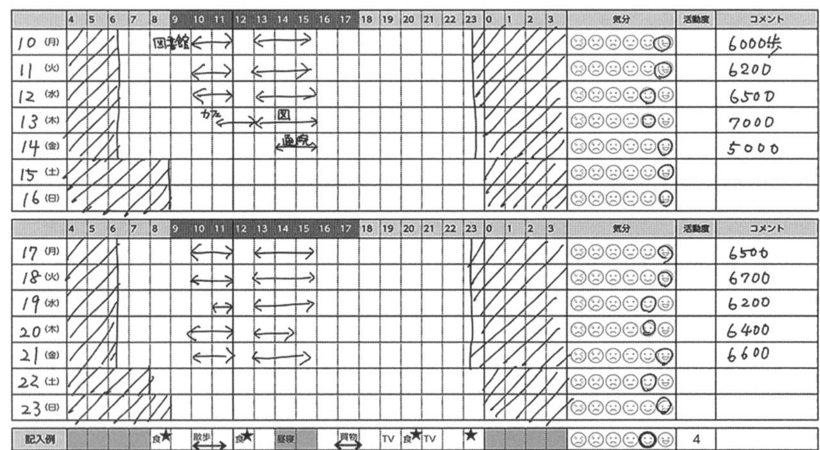

図5　勝俣さんが持参した生活記録表

歩数も記載されており，平日は毎日6,000～7,000歩は歩いている。睡眠も規則正しく取れており，生活習慣には大きな乱れはないようだった。

「規則正しく生活できていて，いいですね。図書館ではどのように過ごしていましたか？　食事は取れていますか？」

産業医がそう聞くと，勝俣さんは少し考えてから，こう答えた。

「なるべく規則正しく生活して，図書館などに外出して過ごすようにと言われていたので，図書館では本を読んでいました。食事も大丈夫です。主治医の先生からも，そろそろ職場復帰をしてもいいと言われています。あまり休んでしまうとまわりに迷惑をかけるので，早く仕事に戻りたいんです。ただ，今後はあまり無理をせずに，体調を考えながら仕事をしていこうと思います」

主治医の診断書には「症状が軽快したため○月より就業可能。ただし，再発防止のために，当面は業務負荷を抑えることが望ましい」と書かれていた。相原産業医は，生活記録表に空欄の部分が多いことが気になって，図書館での過ごし方や日中の過ごし方について，もう少し質問してみようかとも思った。しかし，主治医から「復職可」という診断書が出ている手前，それ以上細かく聞くと，主治医の診断や本人の話をなんだか疑っているように聞こえてしまうのではないかと思い，面談を終了した。

その後，産業医・上司・人事担当者とで相談した結果，勝俣さんは翌週から元の職場に復職することになった。当面は残業禁止とし，業務もこれまでどおり，あまりプレッシャーや納期に追われないように配慮してもらうことにした。

■ この時点での面談記録のサンプルを３．に掲載しています。

その後しばらくして，事業所を訪問した相原産業医は，勝俣さんの様子を人事担当者にたずねてみた。すると，会社を休むこともなく，毎日きちんと出社しているとのことだった。ただ，仕事が少ないせいか，日中に少し眠そうにしていることがあるという話だ。

相原産業医は，日中の様子が少し気になったものの，勤怠は安定していることに安堵した。詳しいことは，また面談で聞いてみようと思い，次回の訪問のときに勝俣さんと面談できるよう調整を依頼した。

翌月，事業所を訪れた相原産業医を，人事担当者と今井マネジャーが待ち受けていた。実は先週から，勝俣さんが会社に来ていないのだという。自宅に電話をかけてみたところ，やはり朝，起きられなくなり，食欲も落ちて，体調が以前のように悪化しているそうだ。病院を受診した結果，「抑うつ症状の再燃のため，自宅療養が必要」という診断書が提出され，勝俣さんはまた休職に入ってしまった。

今井マネジャーの話では，仕事量は以前の２～３割程度で，まだ負荷もかけていないそうだ。ただ，本人は「早く成果を出さないといけない」などと話しており，かなり焦っているようだった。その一方で，日中は眠たそうな顔をしていることも多く，仕事が少ないせいか，時々，居眠りをしているようなこともあったという。

「今日の15時から産業医面談を設定してありますので，よろしくお願いします」と，今井マネジャーは頭を下げた。

約束の15時を５分ほど過ぎて，勝俣さんがやや疲れた表情で面談室に姿を見せた。相原産業医は，まず，復職してからの体調についてたずねてみた。「えーと，復職してから１週間くらいは問題なかったんですが，だんだん朝がつらくなって，会社に行けなくなってしまいました。どうしてこうなったのか自分でもよくわからないんです」

「復職の前は不眠の症状は良くなっていたのに，復職してから睡眠のリズムがだんだん崩れてきたんですね」

すると，勝俣さんはなぜかうつむいて黙り込んでしまった。しばらく沈黙した後，勝俣さんはおそるおそるといった調子で話し始めた。

「実は，最初に生活記録表をもらったときに，これで復職の可否を判断すると言われたので，かなり無理をしてがんばったんです。朝６時30分に一回は目を覚ましたというのは本当なんですが，実は，その後，布団からギリギリまで出られなかったり，昼間も眠くて，図書館のソファで寝ていたりしました。早く職場復帰したかったので，そのことを言えなかったんです。24時までには布団に入ってはいたんですが，その後もスマホを見ていたりして，寝るのが１時，２時近くになることもあったんです。でも，それをそのまま書いてしまうと復職できないと思って，少し良く見えるように書いてしまいました。すみません」

相原産業医は，肩を落として申し訳なさそうにしている勝俣さんの姿を見て，前回の面談のときに感じた違和感はこれだったのかと思い，生活記録表の内容についてもう少し踏み込んでおけばよかったと後悔した。

２．解説

（１）本事例の問題点――問１のヒント

本事例においては，勝俣さんが「朝，起きられずに出勤できない」「復職後すぐに体調を崩して再休職してしまう」という場面が描かれています。最初に病院を受診した際には，抑うつ症状との診断がなされています。その後の面談で，寝つきの悪さ，日中の眠気，気分が晴れないなどの症状がみられています。本人は復職を焦るあまり，生活記録表に実際と異なる記載をしていました。産業医は，生活記録表の記載事項や本人の様子に違和感を感じていましたが,「主治医の診断書が出ているのだから」と復職を許可してしまい，その結果，不十分な回復状況のまま職場復帰してしまい，体調の悪化や再休職につながっています。

勝俣さんは入社２年目の若手社員であり，職場では「早く成果を出さなければ」と焦っている様子がみられています。また，仕事の過度な負担やプレッシャーなどはなさそうです。復職後の業務もかなり軽減されていました。職場の対人関係なども話題になっていません。

家族が遠くに住んでおり，連絡をあまり取っていない様子です。本人は，家族に状況を伝えたくない様子でした。現段階では，プライベートで家族や周囲からのサポートは得られていないようです。

（２）復職後に体調が悪化した要因と対策——問２のヒント

復職の判断をする際には，本人の健康面が十分に回復しているかを慎重に考慮する必要があります。本事例では，勝俣さんが十分に回復していない状況で復職の手続きを進めてしまったため，再休職に至ったと考えられます。

主治医の発行する診断書は，本人の希望や意向を反映していることもあり，本人が復職を強く希望する場合などは，少し早めに復職可能の診断書が発行される場合もあります。主治医の診断書を参考にしたうえで，実際の通勤や就業に耐えられるかどうか，本人の体調や回復状況について再確認したうえで，産業医としての意見を述べることが望ましいです。最終的に事業者は，主治医と産業医の意見を踏まえて，職場の状況や社内のルールなどを総合的に勘案して復職の可否を決定する，というのが法的なルールです。

（３）生活記録表について——問２のヒント

メンタルヘルス不調においては，本人との数回の面接や主治医の診断書だけで，回復の状況や復職の可否を判断することは難しいです。そこで最近では，休業中の生活の状況を「生活記録表」に記入してもらい，その記載内容を参考にして復職の可否を判断する方法が広く用いられています。

睡眠リズムや生活リズムは病状の回復にあわせて少しずつ回復していきます。生活記録表を用いると，復職の意欲があること，通勤時間帯に安全に通勤できること，決まった勤務日・勤務時間に就労が継続できること，疲労が翌日までに回復すること，適切な睡眠リズムが整っていることなど，復職判定に必要な要素のほとんどを確認することができます。

（4）生活記録表の適切な使い方――問２のヒント

生活記録表を用いる際に重要な点が３つあります。ひとつは，復職可否の判断基準を事前に明確に決めておくことです。生活記録表を用いる際には，あらかじめ次のような基準を社内で決めておき，それをもとに産業医などが判断するよう，運用を統一しておくとよいです。

①出勤に間に合う時刻に起床している。
②日中は９～15時頃まで図書館などに外出して過ごしている。
③このような生活を月～金曜日まで，少なくとも２週間以上続けられる。

この基準を設けることで厚生労働省の「心の健康問題により休業した労働者の職場復帰支援の手引き」にある評価基準の大部分を評価できます。復職可否の判断基準は，本人を含め，社内の関係者にもあらかじめ伝えておき，関係者全員が同じ基準で評価できるようにしておくと判断がぶれません。生活記録表を用いる際は，判定条件を事前に決めておき，関係者間で共有しておくことが必須です。

（5）生活記録表を使い始めるタイミング――問２のヒント

もうひとつの注意点は，生活記録表を使い始めるタイミングです。体調があまり回復していない時期に生活記録表をつけ始めると，記入すること自体が大きな負担になることがあります。生活記録表を使う時期としては，症状がある程度改善して，主治医からも「そろそろ復職に向けた準備や練習をしていきましょう」と言われている頃が適切です。

休業中の定期的な連絡や面談の際に，本人の生活リズムや主治医との診察の様子などを確認し，生活記録表を使い始めるタイミングを検討します。判断が難しいと感じる場合には，本人に「次回の通院で主治医の先生に確認して，許可がもらえてから記録をつけましょう」と伝え，主治医に確認します。

（6）生活記録表を本人を支援するためのツールとして用いる
――問2・問3のヒント

最後に，生活記録表を復職支援に役立てるには，生活記録表を「復職可否を判定するためのテスト」として実施するのではなく，「復職に向けて体調の回復を支援するツール」として用いることが重要です。

本事例のように，主治医の復職の診断書が出てきた後で，「復職可否の判定のために記入するように」と伝えると，本人は復職を焦るあまり，実際の体調以上に無理をして外出をしたり，あるいは実際よりも良く見せようと記入したりすることがあります。

生活記録表を復職に向けて準備をしている段階から記入してもらうと，生活リズムの回復状況が把握しやすいので，本人のセルフモニタリングのツールとして活用できるほか，回復や復職に向けた具体的なアドバイスなども行えます。この事例では，休業してから復職するまでの3カ月間，産業医と勝俣さんが面談を行うことはありませんでしたが，休業中も定期的に本人と連絡をとって，回復状況を確認しながら，いつ頃から生活記録表を使い始めるかを評価し，本人にも生活記録表の使い方を説明したり，復職までの段取りを説明したりすることが望ましいです。

（7）生活リズムや体調について本人に具体的な質問をする
――問2・問3のヒント

本事例では，復職可否について判定する産業医面談の場面で，生活記録表の記載内容や本人の話に疑問が浮かびましたが，そこをうまく指摘することができず，結果的に主治医の診断書を追認するかたちで，「復職可能」という判断をしてしまいました。

生活記録表を用いて面談を行う場合には，記載された内容について，本人に具体的な質問をしながら本人に話してもらうよう促します。たとえば，「朝は何時頃に起きていますか」「すぐに起きられますか」「午前中はどのように過ごしていますか」「食事はきちんと食べられていますか（食欲は？　食事の量は？）」などと質問し，本人の話をしっかりと傾聴します。その他には，「図書館ではどのような本を読みましたか」「夕方はどんなふうに過ごしていますか」など質問をします。勝俣さんの場合，朝起きた後に二度寝をしていたことや，日中も眠気があって居眠りをしていたことを，本人の話から把握できた可能性もあります。

（8）上司から職場の情報を集める――問2・問3のヒント

勝俣さんのように，自分からは「仕事では特に問題ありません」と話している場合も，実は仕事中に寝ていたり，業務のパフォーマンスに問題があったりすることがあります。このような問題を事前に把握するためにも，早めに職場から情報を集めることが重要となります。今回は日中に居眠りをしていたという情報を上司から入手しましたが，このように「本人は問題がないと言っているが，実際は問題がある可能性」を踏まえ，職場からの情報を具体的に聞き，仕事面での問題をより詳しく把握することが求められます。

休職した従業員に対しては，休職後1～2カ月のうちに上司から話を聞き，これまでの職場での様子などについて情報収集をすることが望ましいです。また，復職した従業員に対しても，復職後2～3カ月がたった頃に上司から職場での様子について話を聞く場を設けるとよいです。

（9）主治医から情報を集める――問2・問3のヒント

今回は，主治医に関する情報は勝俣さん本人からしか聞いていないため，主治医が勝俣さんの休職および復職に関してどのような経緯で判断したか，本人にどのように説明したかについて把握できていません。また，職場での本人の様子や，復職にあたっての職場の懸念などが主治医に伝わっていないと，復職の診断書が早めに出てきてしまうこともあります。

本事例においても，本人に同意を取ったうえで産業医から主治医に連絡を取り，勝俣さんの様子や，朝に起きられないことが多くて職場が心配していることを伝えることで，休職・復職のタイミングを適切に決めることができた可能性があります。

また，勝俣さんから主治医の話が出た際に，「主治医からどんな説明を受けたか」「診察のときに，主治医とどんな話をしているのか」を具体的に聞くことで，主治医と勝俣さんのやりとりを把握することもできます。

3．面談記録の作成例

勝俣さんの事例について，面談記録の作成例を示します。

以下の面談記録は，勝俣さんの復職の可否を判断する産業医面談の場面を想定して作成したものです。細かい部分は本書で示した事例と異なる点もありますが，POMR 形式の面談記録の参考としてください。

出来事の流れをわかりやすくするため，面談記録には「2018年」など，仮の年を記載しています。なお，これは「面談記録やケース対応の正解」を示すものではありません。面談記録の一例として参考にしてください。

経過や問題点リストについては，前回までの記録と同じであれば省略してかまいませんが，ここでは面談記録の作成例を示すために省略せずに記載しています。

2018年2月○日 休業から3カ月たったときの勝俣さんとの産業医面談記録の作成例

■経過

- 2017年4月に設計部に配属。9月頃から半休や遅刻が目立つようになる。10月に産業医面談を行い，精神科クリニックを紹介受診したところ，「抑うつ症状」にて休業が必要と診断され，以後，自宅療養している。

■ケースの問題点（Problem List）

＃1．抑うつ症状にて自宅療養中（2017年10月～）。

＃2．勤怠の乱れ（朝，起きられない）。

■来談の経緯

本人から復職の希望があったため，復職判定のための面談を実施。

■主観的情報（Subjective）

【体調】

だいぶ良くなった。生活記録表を持ってきた。規則正しく生活するようにした。図書館では本を読んで過ごしている。

（生活機能表のうち，日中の空欄の箇所は何をしていますか？）……そこは覚えていません。

【復職】

早く復職したいが，無理をして体調が悪くなってはいけないので，体調を考えながら仕事をしたい。

【主治医】

復職してよいと言っている。診断書を持ってきた。再発しないように業務を最初は控えてもらうよう会社と相談するように，と言っていた。

【体調を崩した原因】

主治医も，よくわからないと言っている。仕事のストレスかもしれないといわれた。

（自分で思い当たる原因はありますか？）特にない。もう，体調は戻っているので，普通に働けると思う。

【ストレスについて】

今は会社を休んでいるので特にストレスはない。仕事に戻っても大丈夫だと思う。

【ひとり暮らし】

特に問題はない。以前と同じように生活している。食事も取れている。

■客観的情報（Objective）

表情も明るく，調子も良さそう。主治医の診断書，生活記録表を持参。

■見立て（Assessment）

【健康面】

- 抑うつ症状にて自宅療養中であったが，生活リズム・体調も回復している。主治医も復職可と診断している。起床・睡眠のリズムも整っている。

【就労面】

- 復職可。ただし，診断書の通り，しばらく業務負荷を軽減すること。

【生活面】

- ひとり暮らしだが，大きな問題はなさそう。

■対応計画（Plan）（ケースの問題点に対応）

＃1．•復職可。職場の準備や手続きを進めてもらう。

＃2．•復職後，経過観察が必要。

■次回予定

1カ月後。

■人事担当者への報告

本日面談を行いました。復職は可能と思われます。主治医の診断書にあるよう，復職後は当面は残業禁止とし，業務負荷も軽減してください。

［参考文献］

厚生労働省（2012）．心の健康問題により休業した労働者の職場復帰支援の手引き．［https://kokoro.mhlw.go.jp/guideline/files/syokubahukki_h24kaitei.pdf］（2021年4月確認）

■編者・著者紹介■

●編者●

川上憲人（かわかみ　のりと）

1985年　東京大学大学院医学系研究科博士課程社会医学専攻単位取得退学

現　在　東京大学名誉教授，博士（医学）

著　書　『ここからはじめる働く人のポジティブメンタルヘルス』大修館書店 2019年，『職場のラインケア研修マニュアル——管理職によるメンタルヘルス対策』（共著）誠信書房　2018年，『基礎からはじめる職場のメンタルヘルス——事例で学ぶ考え方と実践ポイント』大修館書店 2017年 他

難波克行（なんば　かつゆき）

2005年　岡山大学大学院修了

現　在　アズビル㈱統括産業医，博士（医学）

著　書　『会社に殺されない働き方』クロスメディア・パブリッシング 2018年，『うつ病・メンタルヘルス不調 職場復帰サポートブック』NextPublishing Authors Press 2017年，『現場対応型 メンタルヘルス不調者 復職支援マニュアル』（共著）レクシスネクシス・ジャパン 2013年 他

小林由佳（こばやし　ゆか）

2005年　岡山大学大学院医歯薬学総合研究科衛生学・予防医学分野修了

現　在　法政大学大学院人間社会研究科准教授，博士（医学），臨床心理士・公認心理師

著　書　『集団分析・職場環境改善版 産業医・産業保健スタッフのためのストレスチェック実務Q&A』（分担執筆）2018年 産業医学振興財団，『産業保健の複雑データを集めてまとめて伝えるワザ——社員も経営層も動かす！「最強」の活用術』（分担執筆）2018年 メディカ出版，『Q&Aで学ぶワーク・エンゲイジメント——できる職場のつくりかた』（分担執筆）金剛出版 2018年 他

●著者●

東京大学職場のメンタルヘルス研究会（TOMH研究会）

2009年発足

活動内容　臨床心理士や産業医，産業保健の研究者など，研究と実践領域の専門家が集まる。鍵となるテーマを検討・追究し，研究と実践の橋渡しを通じて，働く人すべてのメンタルヘルス向上と，専門職のレベルアップに役立つノウハウの蓄積を行う。

■執筆協力者■

本書の執筆にあたり，TOMH 研究会の以下の方のご協力をいただきました（50音順）。

浅井　裕美
有馬　秀晃
今村幸太郎
江口　　尚
大塚　泰正
川上　憲人
小林　由佳
駒瀬　　優
櫻谷あすか
関屋　裕希
難波　克行
原　雄二郎
日高　結衣
渡辺　和広

職場のメンタルヘルス不調
——困難事例への対応力がぐんぐん上がるSOAP記録術

2021年6月15日　第1刷発行
2022年10月10日　第2刷発行

編　者　川上憲人
難波克行
小林由佳
著　者　東京大学職場のメンタルヘルス研究会
発行者　柴田敏樹
印刷者　田中雅博
発行所　株式会社 誠信書房
〒112-0012 東京都文京区大塚3-20-6
電話 03(3946)5666
https://www.seishinshobo.co.jp/

印刷／製本：創栄図書印刷㈱

ISBN 978-4-414-80212-2 C3047

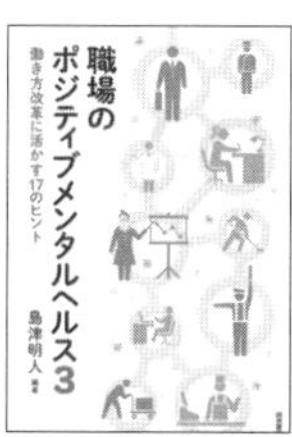

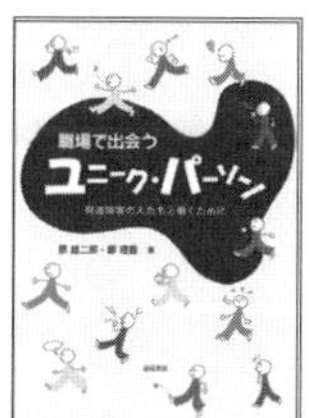